Joaquín León Molina

Edadismo pandémico

AF821190

Joaquín León Molina

Edadismo pandémico

Investigación bibliográfica sobre la discriminación por edad durante la pandemia por Covid-19

PUBLICIA

Imprint
Any brand names and product names mentioned in this book are subject to trademark, brand or patent protection and are trademarks or registered trademarks of their respective holders. The use of brand names, product names, common names, trade names, product descriptions etc. even without a particular marking in this work is in no way to be construed to mean that such names may be regarded as unrestricted in respect of trademark and brand protection legislation and could thus be used by anyone.

Cover image: www.ingimage.com

Publisher:
PUBLICIA
is a trademark of
Dodo Books Indian Ocean Ltd. and OmniScriptum S.R.L publishing group

120 High Road, East Finchley, London, N2 9ED, United Kingdom
Str. Armeneasca 28/1, office 1, Chisinau MD-2012, Republic of Moldova, Europe
Printed at: see last page
ISBN: 978-3-639-55670-4

Copyright © Joaquín León Molina
Copyright © 2023 Dodo Books Indian Ocean Ltd. and OmniScriptum S.R.L publishing group

Edadismo pandémico

Investigación bibliográfica sobre la discriminación por edad durante la pandemia por Covid-19.

Joaquín León Molina

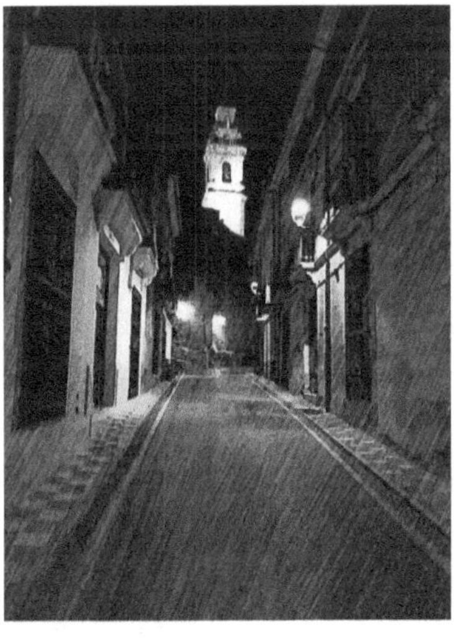

Sobre el autor.

Joaquín León Molina; Madrid, 1959

- Datos académicos: Doctorado Programa Oficial de doctorado en Ciencias Clínicas en Medicina; Tesis defendida en septiembre de 2013: "Referencias al aparato digestivo en los textos de materia médica impresos en España durante el Renacimiento y recuperados en bibliotecas digitales"; Sobresaliente Cumlaude; Master Universitario en Estudios avanzados en Documentación (60 créditos); Licenciado en Documentación; Diplomado Universitario Enfermería. Cursos de especialización en: Derecho Sanitario, Gestión Servicios Socio Sanitarios, Formador de Formadores, Técnicas de Relajación y desarrollo personal
- Actividad profesional: Actualmente, desde 31 diciembre de 2022, jubilado; inicio de la actividad profesional en junio 1981. En los cinco últimos años actividad en Consulta Valoración Geriátrica; cinco años anteriores en Unidad Gestión Clínica Medicina Aparato Digestivo y en Área Calidad Enfermería. todo ellos en el Hospital Clínico Universitario Virgen de la Arrixaca
- Bibliografía: 3 libros anteriores: León Molina J. Ágora documental de Filosofía en Enfermería. Murcia, España: Diego Marín; 2022. 256 p; León Molina J. Presencia de médicos españoles del Siglo XVI en la Web del Siglo XXI. Sevilla: Punto Rojo Libros; 2019. 250 p; Leon Molina J. Referencias al Aparato Digestivo En Textos Médicos Renacentistas: Publicia; 2014. 412 p. Artículos relacionados con la pandemia de Covid-19: León Molina J, Castellote Varona FJ. Consulta telefónica en geriatría durante el confinamiento por COVID-19. Gerokomos. 2022; 33; León Molina J, Hellín Gil MF, Corpa Molina EA. Revisión bibliográfica sobre la memoria histórica de pandemias anteriores en revisiones de enfermería sobre COVID-19: una realidad secularmente documentada. Enfermería Global. 2021; 20(63):622-43; Leon Molina J, Abad-Corpa E. León Molina J, Abad-Corpa E. Desinfectantes y antisépticos frente al coronavirus: síntesis de evidencia y recomendaciones. Enfermería Clínica. 2020; 31.
- Colaboraciones y pertenencia a grupos de investigación: Instituto Murciano de Investigación Biosanitaria Virgen de la Arrixaca. Grupo de investigación de Enfermería en Murcia; Equipo editorial Revista Enfermería Global de la Universidad de Murcia; Departamento Enfermería Universidad de Murcia.
- ORCID: https://orcid.org/0000-0001-5813-5344

Evocations

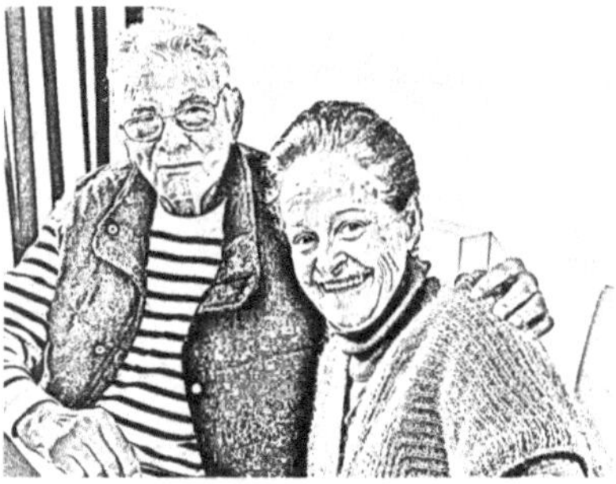

Os veo alguna noche, en el transbordo de los sueños o en el duermevela del nuevo día. Os digo adiós, me saludáis. Os digo hola, no me veis. Caminé por donde vinisteis la última vez, mientras aparecíais por donde fui a buscaros. A medio camino, en un escondrijo, sonidos de agua, juguetones pajarillos, viento vagando entre el follaje y campanas de una cercana ermita se fusionan en concierto de silenciosa charla interior, recuerdos y presencia de cenizas; sé que nunca os fuisteis. Descansad y sed felices, allá donde y con quien estéis.

Tabla de contenido

GALEATO: Del paradigma a la paradoja

El paradigma

En el Diccionario de la Real Academia (RAE)[1], al buscar el término paradigma, podemos leer: Ejemplo o ejemplar; Teoría o conjunto de teorías cuyo núcleo central se acepta sin cuestionar y que suministra la base y modelo para resolver problemas y avanzar en el conocimiento.

En salud, los paradigmas son modelos de explicación integral de los procesos de salud y enfermedad. Establecen lo que es normal o legítimo como conocimiento e intervención, mientras sean coherentes con el paradigma vigente.

En un enfoque de la salud y de la enfermedad, basado en el paradigma holista, deberían reconocerse las posibilidades que un individuo tiene de sanar directamente, cultivando y desarrollando los procesos naturales, fisiológicos y psicológicos, que facilitan la recuperación de la salud. El paradigma que surge con el siglo XXI se conoce como Medicina 4P, cuyos pilares son la personalización, la predicción, la prevención y la participación.

[1] https://dle.rae.es/paradigma?m=form

La paradoja

En la RAE[2], paradoja, es el hecho o expresión aparentemente contrarios a la lógica; Empleo de expresiones o frases que encierran una aparente contradicción entre sí.

Como paradoja se designa un hecho o una frase que parece oponerse a los principios de la lógica[3]. En este sentido, una paradoja puede ser un hecho que, en apariencia, es contrario a la lógica. Como tal, la paradoja suele dar la impresión de oponerse a la verdad o de contradecir el sentido común. La paradoja es un excelente estímulo para la reflexión y para el desarrollo de las capacidades analíticas, para la comprensión de ideas abstractas, así como para el desarrollo de destrezas intelectuales.

En el momento del inicio de la pandemia por Covid-19 las personas de 65 o más años, debieron nacer en el periodo entre los años 20 y 60 del siglo pasado. Personas que habrán cotizado y pagado al estado para que, con independencia de derechos constitucionales y humanos, tuvieran un derecho a una asistencia sanitaria digna[4]. Ellos fueron la base para que el resto de ciudadanos disfrutemos actualmente de libertades y derechos.

---

[2] https://dle.rae.es/paradojo#Rplrgi1

[3] "Paradoja". En: Significados.com. Disponible en: https://www.significados.com/paradoja/ Consultado: 14 de abril de 2023, 05:58 pm.

[4] Artículo 43 de la Constitución Española de 1978: Se reconoce el derecho a la protección de la salud. Compete a los poderes públicos organizar y tutelar la salud pública a través de medidas preventivas y de las prestaciones y servicios necesarios.

El derecho[5] a la salud garantiza que los ciudadanos accedan al sistema sanitario sin discriminación por razón de sexo, raza, edad, etnia, religión, etc. La igualdad en el acceso a la sanidad supone la necesidad de que la legislación de los Estados se adapte para lograrla. La Constitución de la Organización Mundial de la Salud[6], afirma que "*el goce del grado máximo de salud que se pueda lograr es uno de los derechos fundamentales de todo ser humano*".

Entre los años 2020 y 2022 las personas mayores fueron privadas del derecho a un triaje, distribución y acceso a recursos sanitarios, humanos y materiales, justo, equitativo y ético. Se produjo un edadismo en base a conceptos basados en presupuestos[7] injustos y seguramente equivocados.

La incertidumbre

Incertidumbre, en la RAE[8]: es la falta de certeza; un estado de conocimiento limitado donde es imposible describir exactamente el estado existente, un resultado futuro o más de un resultado posible.

Queremos desde estas páginas, es su objetivo, trasladar, partiendo de los documentos revisados, relatos y preguntas razonablemente pertinentes a la reflexión, a pesar de la posible descontextualización, extraídas de la bibliografía más pertinente, sobre el edadismo en tiempos de pandemia, especialmente en la distribución de recursos y el triaje

[5] Diferentes legislaciones nacionales e internacionales
[6] https://www.who.int/es/news-room/fact-sheets/detail/human-rights-and-health
[7] Referidos a presuponer.
[8] https://dle.rae.es/incertidumbre

durante la pandemia de Covid-19. El margen para la reflexión es amplio, con preguntas de difícil respuesta que precisan meditación y, si es preciso, contrición.

Asombro

En la RAE[9], para asombro, leemos: Gran admiración o extrañeza; Susto, espanto. Impresión en el ánimo que alguien o algo causa a una persona, especialmente por alguna cualidad extraordinaria o por ser inesperado.

Cuando a finales de 2019 observábamos atónitos, burlescos, cómo en China construían hospitales en semanas y fumigaban las calles con trajes de astronauta, creímos que el Coronavirus de ese año sería como en casos anteriores, una fuerte gripe pasajera. Comercios, mercados, colegios y parques se cerraron; la vida se confinó. Con permisos muy estrictos, con mascarillas, salíamos a comprar, vigilados por la policía, lo estrictamente vital. Por las tardes la población salía a los balcones para aplaudir a profesionales de la salud a los que meses, semanas, más tarde se les agredía y olvidaba. La distopia se hizo realidad, dentro de la distopia.

Desde marzo de 2020, fecha en que la OMS oficializara la pandemia por la COVI-19, se han publicado centenares de miles de documentos[10]. Nunca antes se había producido un incremento tan

[9] https://dle.rae.es/asombro

[10] En febrero de 2023, desde enero de 2020 hasta febrero de 2023, en la Web de la Ciencia, se identifican 473.171 documentos; en PubMed 297.044, en la Biblioteca Virtual en Salud 373.021; en Google Escolar superan 1.590.000

importante de publicaciones en revistas indexadas en las principales bases de datos bibliográficas en tan corto periodo de tiempo, dos años. El tema del edadismo, entre los años 2020 y 2002, fue significativo, como puede observarse, en el gráfico siguiente

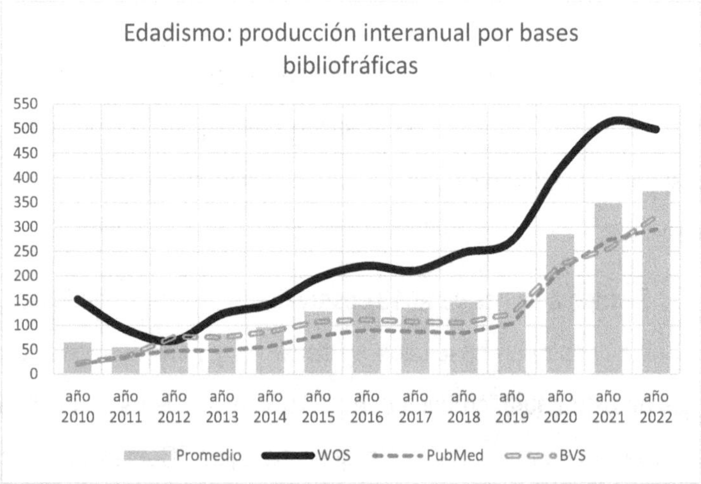

Se equiparó vejez con vulnerabilidad, dependencia y contribución limitada; los mensajes edadistas tomaron forma. Para triajes y distribución de recursos se tomó como referencia prioritaria la edad cronológica de las personas. Las residencias geriátricas fueron marginadas de todo derecho a la asistencia sanitaria digna. Las restricciones diseñadas para proteger a los vulnerables hicieron que algunas personas mayores se sientan como una carga para la sociedad.

En una carta a la revista *Lancet Healthy Longevity*[11] sobre discriminación por edad durante la pandemia por COVID-19 Kessler comenta que "*La representación frecuente de las personas mayores como vulnerables durante la pandemia es una versión abreviada de la verdad*". Las personas mayores no son solo un grupo homogéneo grupo de personas indefensas que necesitan protección. En medio de la devastación de la pandemia, la discriminación por edad ha pasado a primer plano de una manera sin precedentes y nos presiona a preguntarnos qué podemos aprender, como defensores de la población mayor en toda su heterogeneidad.

En el contexto de COVID-19 y el auge de la discriminación por edad, este documento ha examinado como se ha reforzado dicha segregación, en un doble proceso de alteridad.

[11] The Lancet Healthy Longevity es una revista multidisciplinar que publica investigaciones y reseñas clínicamente centradas en la longevidad y el envejecimiento saludable.

PANDEMIA

Encontramos varias definiciones del término pandemia: Según el Diccionario de la real Academia[12]: enfermedad epidémica que se extiende a muchos países o que ataca a casi todos los individuos de una localidad o región. Según el tesauro de Descriptores de Ciencias de la Salud[13]: Epidemias de enfermedades infecciosas que se han extendido a muchos países, a menudo más de un continente, y por lo general afectan a un gran número de personas.

Según la Organización Mundial de la Salud, se cataloga como epidemia a una enfermedad que se propaga rápida y activamente con lo que el número de casos aumenta significativamente, aunque se mantiene en un área geográfica concreta. Para que pueda aparecer una pandemia es necesario:

1. *Que aparezca un nuevo virus o una nueva mutación de uno ya existente, que no haya circulado anteriormente y que la población no sea inmune a él.*
2. *Que el virus tenga la capacidad de transmitirse de persona a persona de forma eficaz, provocando un rápido contagio entre la población.*

Así mismo se establecen seis fases de una pandemia en el caso de enfermedades infecciosas que afectan inicialmente a animales:

- *Fase 1: Los virus de los animales no se contagian a seres humanos.*

---

[12] https://dle.rae.es/pandemia
[13] https://decs.bvsalud.org/es/ths/resource/?id=54399&filter=ths_termall&q=pandemia

- *Fase 2: Se documentan casos en humanos de un virus que afecta a animales. Este hecho convierte al virus en un potencial candidato para una pandemia.*
- *Fase 3: Aparecen pequeños grupos de transmisión entre animales y humanos pero aún no de humano a humano.*
- *Fase 4: Contagios verificados de la enfermedad entre humanos. Empiezan a aparecer brotes a nivel comunitario.*
- *Fase 5: Propagación de la enfermedad de persona a persona en al menos dos países de una misma región.*
- *Fase 6: Se dan brotes de la enfermedad en países de más de una región en el mundo.*

Historia de las pandemias

La peste negra del siglo XIV es un ejemplo de pandemia. El brote epidemiológico de peste bubónica comenzó en Asia, después llegó al Mediterráneo y finalmente se expandió por Europa occidental ante los viajes de los mercaderes. Se estima que esta pandemia mató a unos veinte millones de europeos en seis años[14].

Históricamente han existido otras pandemias que han causado millones de muertos en todo el mundo. Este sería el caso, por ejemplo, del tifus que también recibe el nombre de "fiebre de los campamentos[15]". En España, el momento en el que más estragos causó entre la población

[14] https://definicion.de/pandemia/
[15] Ya que era habitual que apareciera en tiempos de conflictos bélicos

fueron los conflictos entre musulmanes y cristianos en la zona de Granada.

Viruela o cólera son otras pandemias que a lo largo de los siglos han causado estragos, sin olvidar las que brotaron en puntos muy concretos de la geografía mundial, como la famosa Plaga de Atenas, que surgió durante la Guerra del Peloponeso, en el siglo IV antes de Cristo.

También han sido calificadas como pandemia, por la OMS: Virus de la Inmunodeficiencia Humana, gripe porcina, Gripe A.

Textos y pandemias

En el Decamerón, escrito en 1351, unos jóvenes se reúnen, en el marco de un confinamiento por la Peste Negra y deciden huir de la ciudad escapando de la enfermedad refugiándose en una villa abandonada en las afueras; supuestamente a salvo[16].

De la Quinta Meditación, en Meditaciones *en Tiempos de Crisis*, escrito a finales del siglo XVI por Jonh Donne[17] extraemos:

- *"Al igual que la enfermedad es la mayor miseria de la enfermedad es la soledad, cuando el contagio de la enfermedad disuade de acercarse a mí a los que debieran asistir e incluso el médico apenas se atreve a acercarse. La soledad es un tormento que ni siquiera nos amenaza en el infierno. [...] Es una excusa para los que son mayores, que fingen y les cuesta acercarse*

[16] el 'Decamerón', obra cumbre en los albores de la literatura italiana ha sido una de las textos clásicos más citados durante la vertiginosa eclosión del coronavirus.

[17] John Donne (Londres, 22 de enero de 1572 - 31 de marzo de 1631) fue el más importante poeta metafísico inglés de las épocas de la reina Isabel I de Inglaterra.

porque podrían convertirse en instrumentos transmisores de la infección a otras personas con su proximidad"

Entre las páginas de *La Peste de Albert* Camus topamos con párrafos como el que sigue:

- *"En tales momentos de soledad, nadie podía esperar la ayuda de su vecino; cada uno seguía solo con su preocupación. Si alguien por casualidad intentaba hacer confidencias o decir algo de sus sufrimientos, la respuesta que recibía le hería casi siempre. Entonces se daba cuenta de que él y su interlocutor hablaban cada uno cosas distintas. Uno en efecto hablaba desde el fondo de largas horas pasadas rumiando el sufrimiento, y la imagen que quería comunicar estaba cocida al fuego lento de la espera y de la pasión".*

Diferentes publicaciones estudian distintas epidemias y pandemias: *Breve historia de las pandemias, ¿Qué fue la plaga de Atenas?; Filosofía de la pandemia: Una revisión crítica; La peste de Atenas como metáfora lucreciana del discidium social y las perturbaciones humanas;* nuestra *Revisión bibliográfica sobre la memoria histórica de pandemias anteriores* al *COVID-19** en la Revista Enfermería Global de la Universidad de Murcia. *Guerra y pestilencia: impacto de epidemias y pandemias en la historia hasta el siglo XX; Una ciudad frente a la peste Toledo a fines del XVI; Historia de las epidemias en España y sus colonias (1348-1919); La peste en Requena durante los siglos XVI y XVII Sistemas fronterizos de profilaxis y vigilancia; La peste como problema historiográfico; Noticias acerca de la peste en Chinchilla en el siglo XVI.*

En los textos médicos del siglo XVI, fácilmente recuperables en bibliotecas digitales, se hacen patentes las referencias a la peste:

Regiment preservatiu e curatiu de la pestilencia; Informacion y curacion de la peste de Caragoca y praeservacion contra peste en general. En los índices de los textos de Historia de la Medicina: *La medicina en la Antigüedad* y *Bibliographia medica hispanica, 1475-1950* de López Piñero e *Historia de la medicina española* y *Manual de historia de la medicina* de Luis Sánchez-Granjel.

No son, tampoco, escasos trabajos sobre lazaretos[18]: *Ciencia, sociedad y planificación territorial en la institución del lazareto, Los orígenes del lazareto pabellonario la arquitectura cuarentenaria en el cambio del setecientos al ochocientos, El Lazareto de Mahón.*

En búsquedas en distintas bases de datos bibliográficas podemos identificar artículos de la mal llamada gripe española[19], publicados en la primera mitad del siglo XX: *Sandfly fever or influenza; Medical military observations concerning the so called Spanish flu*[20]; *Epidemiological Studies in Influenza; Mortality in Spain in the years 1901 to 1950.*

---

[18] Recinto sanitario que se dedica a la observación y tratamiento de desinfección de personas que pueden ser portadoras de una enfermedad contagiosa.

[19] La pandemia de gripe de 1918, también conocida como gripe españolafue una pandemia causada por un brote del virus de la gripe tipo A. A diferencia de otras epidemias de gripe que afectan principalmente a niños y ancianos, sus víctimas fueron también jóvenes y adultos con buena salud, y también animales. Se considera una de las pandemias más devastadoras de la historia humana, ya que en solo un año acabó con la vida de entre 20 y 40 millones de personas.

[20] Observaciones médico militares sobre la llamada gripe española.

Sobre la pandemia del SIDA[21], y relacionando las dos pandemias[22]: *The impact of the COVID-19 pandemic on accessing HIV care: A case report;* Zooepidemic Thinking *about the HIV pandemic 40 years on; Rising HIV cases in Pakistan: Start of a pandemic?; HIV and COVID-19 Lessons From HIV and STI Harm Reduction Strategies; Persons With Human Immunodeficiency Virus and the Coronavirus Disease 2019 Pandemic A Viral Synergy of Biology and Sociology* y, por brevedad, *Intersecting Pandemics of HIV and SARS-CoV-2: Commentary on the Special Issue*[23].

En los primeros años del siglo XXI: *Public Understanding of the Role of Nurses During Ebola; Key Challenges and Opportunities for Implementing School Located Vaccination Clinics for COVID-19 and Influenza Roundtables With School Nurses and Immunization Programs; Influenza and pneumococcal vaccination among Native American elders in a primary care practice; A Potential Vector of Zika Virus in Singapore; Monitoreo de la resistencia al insecticida malation en culex quinquefasciatus proveniente de Camagüey (cuba), importante vector del virus de la fiebre del Nilo occidental.*

Para Coronavirus anteriores al que provocó la pandemia por Covid-19: *Predicting the receptor-binding domain usage of the coronavirus based on kmer frequency on spike protein*, publicado en 2018; *Critical*

[21] La pandemia de VIH/sida es una pandemia actualmente en curso, consecuencia de la difusión del virus de la inmunodeficiencia humana (VIH) alrededor del mundo. La presencia del virus está documentada en la mayor parte de los países del planeta, pero las tasas de prevalencia varían de país en país. Desde 1981, cuando fueron identificadas algunas manifestaciones del cuadro conocido actualmente como síndrome de inmunodeficiencia adquirida (sida) y se estableció el inicio de la pandemia, se estima que no han muerto 32,7 millones [24,8 millones–42,2 millones] de personas a causa de enfermedades relacionadas con el SIDA.

[22] Aún no se deben dar por finalizadas en la fecha en la que escribimos este libro.

[23] Intersección de pandemias de VIH y SARS-CoV-2: comentario sobre el número especial

Contribution of Laboratories to Outbreak Response Support for Middle East Respiratory Syndrome Coronavirus; Bat origin of human coronaviruses.

De Ensayo para una pandemia, Libro de José Bermejo, publicado en 2020, rescatamos la contraportada:

- *"A lo largo de la historia, la humanidad ha sido víctima de numerosas epidemias que trajeron consigo cientos de miles, incluso millones, de muertos y causaron un fuerte impacto no sólo en la salud sino también en la economía, el orden social, y en los ámbitos religioso, cultural y científico. Las pérdidas de población, en algunos casos, fueron acompañadas por la ruina, debido a la desaparición de cientos de miles de campesinos, artesanos, soldados y profesionales especializados. La salud de las poblaciones, la economía y los vaivenes del poder político y militar siempre formaron parte de una misma realidad".*

El libro analiza la estructura económica global, directamente vinculada a los procesos de globalización de los mercados y se describen las principales epidemias conocidas a lo largo de la historia, tanto desde el punto de vista médico como el económico y social. En el resumen inicial de un artículo *sobre Guerra y pestilencia, sobre el impacto de epidemias y pandemias en la historia hasta el siglo XX*, Carlos Enrique Álvarez Calderón, escribe:

- "P*ara para comprender el impacto que la actual pandemia tendrá en la seguridad y el bienestar de las naciones, y en la dinámica geopolítica, es necesario comprender la evolución y el impacto de las epidemias y pandemias en la historia. Esta es la primera entrega de dos artículos que buscan dar cuenta de cómo las enfermedades infecciosas han afectado y pueden llegar a afectar la estabilidad y prosperidad de las naciones*".

Covid 19

La enfermedad por coronavirus de 2019, más conocida como COVID-19, es una enfermedad infecciosa causada por el SARS-CoV-2[24]. Produce síntomas que incluyen fiebre, tos,disnea, mialgia y fatiga. En casos graves se caracteriza por producir neumonía, síndrome de dificultad respiratoria aguda, sepsis y choque circulatorio. El choque séptico es la forma más común en estos casos, pero los otros tipos también pueden ocurrir.

La transmisión del SARS-CoV-2 se produce mediante pequeñas gotas que se emiten al hablar, estornudar, toser o espirar, que al ser despedidas por un portador pasan directamente a otra persona mediante la inhalación, o quedan sobre los objetos y superficies que rodean al emisor, y luego, a través de las manos, que lo recogen del ambiente contaminado, toman contacto con las membranas mucosas orales, nasales y oculares, al tocarse la boca, la nariz o los ojos. También está documentada la transmisión por aerosoles.

El contagio se puede prevenir con el lavado de manos frecuente, o en su defecto la desinfección de las mismas con alcohol en gel, cubriendo la boca al toser o estornudar, ya sea con la parte hundida del brazo opuesta al codo o con un pañuelo y evitando el contacto cercano con otras personas, entre otras medidas profilácticas, como el uso de mascarillas.

[24]La información científica en la Wikipedia suele ser, en ocasiones con razón, desechada por falta de rigor documental; en esta ocasión, contratada la calidad de las 300 refrecnais usadas para este artículo en concreto, usamos y resumimos su introducción: https://es.wikipedia.org/wiki/COVID-19. Puede consultarse, también entre otras fuentes la Web MedilinePlus: https://medlineplus.gov/spanish/covid19coronavirusdisease2019.html

EDADISMO

Edadismo, término acuñado por Robert Butler[25] en la década de los 60 del siglo XX, engloba a los estereotipos y prejuicios existentes en relación a la edad. Son los comportamientos o actitudes sesgadas, trato diferenciado, acceso desigual a la participación social u oportunidades por razones de edad. Según la RAE, edadismo es la discriminación por razón de edad, especialmente de las personas mayores o ancianas[26]; En los Descriptores de Ciencias de la Salud[27], al introducir el término edadismo, nos devuelve ageísmo. Edadismo, y no edaísmo ni ageísmo, es la alternativa válida en español para expresar la discriminación por razón de edad. Edadismo es la traducción al español que se encuentra más asentada tanto en la prensa como en textos especializados. Es un término análogo a sexismo o racismo.

En la Web del Ministerio de Sanidad[28], encontramos información sobre el significado de edadismo y su prevención. Las investigaciones sugieren que la discriminación por motivos de edad puede ser más generalizadas que el sexismo y el racismo. Sus consecuencias igual de graves. Los efectos del edadismo en la sociedad son cuantiosos: Actitudes negativas sobre la vejez limitan la vida, porque no se les ofrecen las mismas oportunidades que a las demás personas; Invisibilidad al colectivo de las personas mayores, porque se da por hecho que poco o nada tienen que aportar. Exclusión de la vida laboral, ya que no tienen

[25] Ver biografía en: https://www.psicoactiva.com/biografias/robert-butler/
[26] https://dle.rae.es/edadismo
[27] https://decs.bvsalud.org/es/ths/resource/?id=55084&filter=ths_termall&q=ageismo
[28]https://www.sanidad.gob.es/profesionales/saludPublica/prevPromocion/Prevencion/EnvejecimientoSaludable_Fragilidad/BuenTrato_Edadismo.htm

nada que aportar; limitación en cuidados y tratamientos precisos, al considerar que nada se puede hacer ya.

El edadismo perjudica a la salud y bienestar y constituye un obstáculo importante para la formulación de políticas eficaces y la adopción de medidas relativas al envejecimiento saludable, tal como reconocieron los Estados Miembros de la Organización Mundial de la Salud (OMS) en la Estrategia y plan de acción mundiales sobre el envejecimiento y la salud, y en el Decenio del Envejecimiento Saludable (2021-2030).

El informe, elaborado por la OMS, la Oficina del Alto Comisionado de las Naciones Unidas para los Derechos Humanos, el Departamento de Asuntos Económicos y Sociales de las Naciones Unidas y el Fondo de Población de las Naciones Unidas, está dirigido a los encargados de formular políticas, profesionales, investigadores, organismos de desarrollo y miembros del sector privado y la sociedad civil. Después de definir la naturaleza del edadismo, se resumen las mejores pruebas sobre la escala, los efectos y los determinantes del edadismo, y las estrategias más eficaces para reducirlo.

Tanto el COVID-19 como la discriminación por edad pueden tener un impacto negativo en el bienestar de las personas mayores. Sin embargo, nuestro conocimiento sobre los vínculos entre COVID-19, la discriminación por edad y el bienestar aún está emergiendo. Las primeras manifestaciones políticas de discriminación por edad durante la pandemia incluyeron la aplicación de límites de edad cronológicos a las decisiones relacionadas con los procedimientos de clasificación en algunos entornos y la promoción de medidas de aislamiento específicas para adultos mayores. La discriminación por edad derivada de la política y el discurso relacionados con COVID-19 surgió como un tema importante dentro de la investigación.

Pese a que el edadismo se define como el prejuicio y la discriminación contra cualquier persona por condición de edad, un gran número de mayoría de las investigaciones distinguen entre edadismo hostil y benevolente; ambos son actos discriminatorios.

Lo que califica como discriminación por edad y lo que puede considerarse un trato diferenciado justificado es difícil de desentrañar. Después de todo, el envejecimiento y la discriminación por edad están tan omnipresentes e insidiosos que pueden pasar desapercibidos o permanecer ocultos detrás de una serie de explicaciones y justificaciones, que se perciben como neutrales o necesarias a pesar de imponer una carga indebida a la población de mayor edad.

Bibliografía sobre el edadismo

Además de los artículos, que detallaremos más adelante, tanto en la Base de datos de libros editados en España[29], como en Base de datos de Tesis Doctorales (TESEO)[30] encontramos escasos títulos relacionados con el edadismo.

---

[29] https://www.culturaydeporte.gob.es/cultura/libro/bases-de-datos-del-isbn/base-de-datos-de-libros.html
[30] https://www.educacion.gob.es/teseo/irGestionarConsulta.do

En la Web del ISNB, *identificamos El edadismo: contra joven y viejo; la discriminación universal*, y *Guía de recursos educativos para luchar contra el edadismo.*

En Teseo: *Edadismo y género en el mercado laboral: visibilizando el "edesánimo"*, y *"Consideración integral del edadismo. Análisis de la relación entre estereotipos negativos del envejecimiento y las distintas dimensiones que conforman las personas mayores en dos contextos sociales diferentes"*

Artículos publicados con anterioridad al año 2020

En la Web de la Ciencia, edadismo OR ageismo anterior a 2020, obtenemos 1.930 resultados. La misma búsqueda en PubMed obtenemos 1.190 identificaciones. En la Biblioteca Virtual de la salud, 1.237 identificaciones. Por último en Google Académico, para edadismo obtenemos 1.100 resultados, siempre para documentos publicados antes de 2020. Destacamos los títulos[31] más relevantes, una vez realizadas las depuraciones de duplicados pertinentes:

¿Existe una asociación entre las actitudes discriminatorias y la fragilidad?; Construyendo una fuerza laboral de construcción sostenible; Análisis sobre la opinión de los estudiantes de enfermería acerca del edadismo; Combatiendo la discriminación por edad; Contribuciones de la deseabilidad social al envejecimiento auto informado; Dependencia y edadismo; Discriminación por edad: un estudio comparativo entre

[31] Los títulos de artículos, en todo el libro, se traducen al español.

estudiantes universitarios; Edadismo - ¿Un concepto útil? Sociologisk Forskning; Edadismo - prejuicio contra la edad Un análisis conceptual de la discriminación por edad; Edadismo en cirugía cardiaca: ¿menos es realmente más?; Edadismo en enfermería; Edadismo en la comunidad lesbiana; Edadismo en la escuela; Edadismo en médicos de una unidad de primer nivel de atención: Monterrey: UDEM; 2018; Edadismo en medios masivos de comunicación: una forma de maltrato discursivo hacia las personas mayores; Edadismo en una sociedad que envejece; Edadismo: somos nuestro peor enemigo; El nuevo envejecimiento frente al edadismo y la soledad; El papel del conocimiento, la ansiedad sobre el envejecimiento y los estereotipos en jóvenes y adultos; Estigma y discriminación en personas con VIH/SIDA, un desafío ético para los profesionales sanitarios; Estudio etnográfico sobre la dramatización de la alegría por clases sociales y del estigma en los adultos de la tercera edad del Asilo San Antonio (Colombia); Evaluar la fragilidad pero evitar el fragilismo; Evitar la discriminación por edad; Experiencias de discriminación por edad y la salud mental de los adultos mayores; Explicaciones sobre el abuso físico, la negligencia y las estrategias preventivas entre los yoruba mayores (60+) en las zonas urbanas de Ibadan, suroeste de Nigeria: un estudio cualitativo; La asociación de las actitudes discriminatorias por edad con las hospitalizaciones y la mortalidad por todas las causas; La discriminación por edad en la atención de la salud: una revisión sistemática de las definiciones operativas y las conceptualizaciones inductivas; La discriminación por edad revisada: un estudio que mide la discriminación por edad en el este de Tennessee, EE.

UU; La encuesta sobre discriminación por edad: primeros hallazgos; Las características psicométricas de la versión turca de la Encuesta de discriminación por edad y la frecuencia de la discriminación por edad; Los fundamentos de la discriminación por edad: modelo mediacional múltiple de estilo epistemológico, orientación de dominación social, autoritarismo de derecha y actitudes por discriminación por edad; Los prejuicios asociados con el edadismo causantes de la discriminación laboral en los procesos de reclutamiento en Celaya, Guanajuato, México; Nuevos retos para la Psicología Social: edadismo y perspectiva de género; Predictores de la movilidad en la vida real en adultos mayores que viven en la comunidad: una exploración basada en un marco integral para analizar la movilidad; Reducción de la discriminación por edad: ¿Qué intervenciones funcionan?; Una síntesis de investigación cualitativa de los factores contextuales que contribuyen al sobrepeso y la obesidad femeninos a lo largo de la vida en el África subsahariana; Uso de hospicio y supervivencia de un año de residentes en centros de atención a largo plazo en Canadá: un estudio de cohorte; Longevidad, fragilidad y discriminación por edad; Vejez, envejecimiento y edadismo; Vulnerabilidad y protección de los derechos humanos.

Edadismo en pandemia

El edadismo en pandemia se ha exteriorizado, principalmente, en la negación a una asistencia digna a las personas mayores desde los triajes, justificados en la escasa disponibilidad de recursos sanitarios y prejuicios basados en la edad.

Los casos de discriminación por edad que surgieron durante la crisis podrían tener, según la cuasi totalidad de documentos consultados, graves consecuencias más allá[32] de la actual pandemia.

La deshumanización es, quizás, el aspecto que más ha destacado durante la pandemia por Covid-19, reflejada en la pérdida de autonomía, privacidad, capacidad de participación en la toma de decisiones, en el derecho equitativo e igualitario en el acceso a la atención sanitaria y distribución de recursos...

En el contexto de la pandemia se ha evidenciado fuertemente la postura edadista de la sociedad occidental y, en consecuencia, de los protocolos que involucran la distribución de los recursos en salud, trayendo consigo un daño importante a la atención en salud de esta población.

Uno de las reflexiones subyacentes es cómo, cuando y por qué, se ha negado, a las personas mayores, el derecho al acceso a la asistencia sanitaria.

[32] En numerosos documentos al traducir "más alláa", se refieren al después de la pandemia.

TRIAJE

El primero en utilizar este término fue el barón Dominique-Jean Larrey, médico cirujano militar, jefe de los servicios sanitarios del ejército de Napoleón, que comenzó a utilizarlo como un sistema de clasificación para tratar a los heridos en el campo de batalla

El triaje es un proceso que permite una gestión del riesgo clínico para poder manejar adecuadamente y con seguridad los flujos de pacientes cuando la demanda y las necesidades clínicas superan a los recursos. Actualmente se utilizan sistemas de triaje estructurado con cinco niveles de prioridad que se asignan asumiendo el concepto de que lo urgente no siempre es grave y lo grave no es siempre urgente y hacen posible clasificar a los pacientes a partir del grado de urgencia, de tal modo que los pacientes más urgentes serán asistidos primero y el resto serán reevaluados hasta ser vistos por el médico. El sistema español de triaje (SET) y el sistema de triaje Manchester (MTS) son los dos sistemas normalizados de mayor implantación en España. Todos son sistemas multidisciplinares basados en motivos y en la urgencia de la consulta pero no en diagnósticos e incorporan elementos de monitorización de la calidad del propio servicio de urgencias y cuentan con proyección para poder ser aplicados en el ámbito extrahospitalario

Creemos que, en cualquier caso, en ninguna circunstancia el triaje debería ser empleado como un mecanismo para la negación de la atención de urgencias.

El triaje debería ser clave de entrada a una asistencia eficaz y eficiente. Todas las escalas coinciden en estos 5 niveles de priorización:

- *Nivel I: prioridad absoluta con atención inmediata y sin demora.*
- *Nivel II: situaciones muy urgentes, de riesgo vital. Demora de asistencia médica hasta 15 minutos.*
- *Nivel III: urgente pero estable hemodinámicamente, con potencial riesgo vital. Demora máxima 60 minutos.*
- *Nivel IV: urgencia menor. Demora máxima 120 minutos.*
- *Nivel V: no urgente. Demora de hasta 240 minutos.*

Diferentes autores, de los documentos analiuzados, escriben como la pandemia de COVID-19 reveló la fragilidad del sistema de salud. Racionados desde hace décadas, los recursos humanos y materiales de nuestros hospitales se han agotado en menos de dos semanas, mientras los responsables de esta precariedad y sus sucesores se jactaban en los medios. Al margen de cualquier controversia, mucho antes de la crisis, existía un cuerpo de trabajo científico que evaluaba los beneficios o riesgos de una estancia en cuidados intensivos para nuestros mayores, según criterios médicos específicos y un abordaje multidimensional de la vejez.

Fundamentalmente, el concepto de mayor beneficio se derrumba ya que el principio de promover los años de vida vividos es una clara tapadera para la discriminación por edad.

Son múltiples los documentos en los que se investigan las actitudes edadistas en el uso del triaje en personas mayores durante la pandemia por Covid-19. *Actitudes de los profesionales de la salud hacia los pacientes mayores durante la pandemia de COVID-19. Directriz holandesa para un triaje no necesariamente discriminatorio para cuidados intensivos, durante Covid-19, de aplicación e implementación para la población adulta mayor durante la pandemia de COVID-19. Ancianos, triaje y el intensivista; El triaje de ancianos en el período de crisis de la pandemia de COVID-19 como proceso bioético; Factores clínicos asociados con resultados clínicos adversos en pacientes de emergencia de COVID-19 ancianos versus no ancianos; Pandemia y la difícil situación de los ancianos: experiencias nórdicas.*

Se menciona, en los escritos analizados, el dilema ético que supone para los profesionales de la salud que se enfrentan pacientes mayores con demencia durante la pandemia de COVID-19: *"El manejo de pacientes ancianos con demencia e infecciones por COVID-19 sin acceso a una unidad de cuidados intensivos genera serios conflictos éticos".*

Manejar la incertidumbre en las decisiones médicas es una habilidad que los médicos y el personal aprenden a través de la experiencia. Sin embargo, con la pandemia de COVID-19, la incertidumbre sobre los resultados de los pacientes ya no parece aceptable. El triaje geriátrico ha desafiado la conciencia, las emociones y los valores profesionales. El principio de justicia distributiva, que consiste en dar a cada persona de la sociedad lo que le corresponde por derecho, no se está respetando durante esta pandemia.

Algunos escritos concluyen que la pandemia actual puede dar un nuevo significado al pensamiento en equipo, dando a todos una voz sin barreras jerárquicas. Las políticas prejuiciosas basadas únicamente en la edad cronológica son inequívocamente discriminatorias. El trato negativo de los adultos mayores durante la crisis incluyeron protocolos de triaje discriminatorios basados en la edad o los años de vida; retrasos en la respuesta a los mayores riesgos para las personas en centros de atención a largo plazo y de vida asistida, estereotipos negativos de los adultos mayores en los medios de comunicación; la reducción en la atención a adultos mayores con condiciones crónicas debido a la discriminación por edad institucionalizada existente; el aumento de la inseguridad financiera a través de prácticas discriminatorias prácticas de empleo, combinación de los efectos causados por las desigualdades estructurales existentes asociadas a la raza o el género.

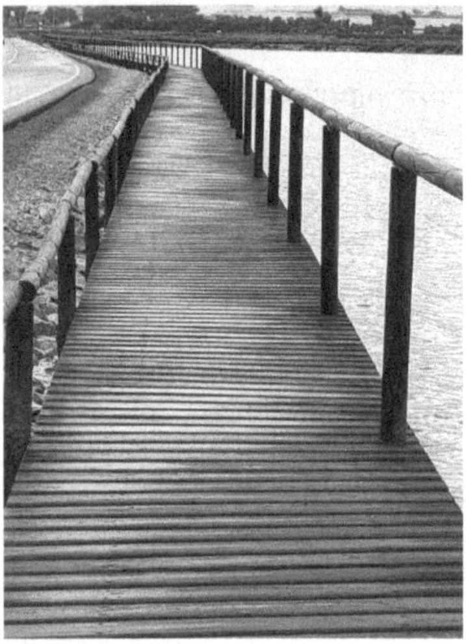

LA PANDEMIA DEL EDADISMO

Analizamos, en las páginas que continúan, algunos documentos para documentar nuestra propuesta reflexiva. Algunos dejan, desde su título, su declaración de intenciones al hacer una llamada de atención crítica no exenta de sarcasmo, pero que nos hace remover nuestra conciencia científica y profesional; sobre todo humana. Posiblemente algo no hemos hecho muy bien; lo peor surge de la duda razonable de si volveríamos a hacerlo igual de mal.

La distribución por países está motivada por el intento de resaltar el aspecto más global, pandémico si se prefiere. Se toma como referencia el país del primer autor, aunque en algunos casos intervienen autores de distintos países. Se trata, en todo caso, de una breve relación que intenta ser lo más representativa posible.

Aunque, principalmente, se ha dado preferencia al contexto de la pandemia por la Covid-19, se mencionan artículos que no la mencionan explícitamente.

España

Rocío Fernández-Ballesteros, del Departamento de Psicobiología y Salud, de la Universidad Autónoma de Madrid, y su equipo, escriben en Healthcare, sobre salud, factores psicosociales y edadismo en adultos mayores en España durante la Pandemia de COVID-19. El estudio tiene como objetivos reportar el impacto del COVID-19, como las respuestas psicosociales durante el confinamiento, en una muestra de adultos mayores en España explorar a través de la revisión de encuestas publicadas en qué medida ha aumentado la discriminación por edad a nivel de la población. Respecto de este último objetivo, los resultados mostraron un aumento de la discriminación por edad en España. En otro artículo de opinión, publicado en Clínica y Salud, Fernández Ballesteros, reflexiona sobre impacto del COVID-19 en personas mayores en España. Este estudio tiene dos objetivos independientes: reportar el impacto del COVID-19, así como las respuestas psicosociales durante el confinamiento, en una muestra de adultos mayores en España, y explorar a través de la revisión de encuestas publicadas en qué medida ha aumentado la discriminación por edad a nivel de la población. Los resultados mostraron un aumento de la discriminación por edad en España. Aunque se obtuvo nueva información sobre la percepción de la salud, las respuestas psicosociales y las preocupaciones durante esta situación estresante desconocida, se requiere mucha más investigación con muestras representativas para llegar a conclusiones más precisas.

Hernández Gómez, Mercedes Adelaida, del Grupo de Trabajo de atención al Mayor, Sociedad Española de la Sociedad Española de Medicina Familiar y Comunitaria y que desarrolla su labor de médico de familia en el centro de Salud Novoa Santos de Ourense, escribe en la Revista Atención Primaria, para analizar el edadismo durante la pandemia, como un maltrato global hacia las personas mayores. Para Hernández, el edadismo es una forma de maltrato que tiene influencia negativa en las personas mayores. Aunque la COVID-19 afecta a personas de todos los grupos de edad, ha incrementado el efecto del mismo, limita el acceso de los mayores a diversos recursos, entre ellos, los sanitarios. Desde su Grupo de Trabajo realizaron una serie de propuestas para combatirlo, basándose en actividades comunitarias que favorezcan las relaciones intergeneracionales y la educación en envejecimiento, que permitan una correcta integración de los mayores en la sociedad. Obviar la heterogeneidad existente en cualquier franja de edad y el impacto de la pandemia en la sociedad deriva en aumento del edadismo y la tensión intergeneracional. Edadismo, comentan, es categorizar por edad. A diferencia de otras discriminaciones como el sexismo o el racismo, el edadismo está normalizado socialmente. En el trabajo se mencionan márgenes de mejora basados en autores que posteriormente mencionaremos, como Levy, Ayalón, Ehni, Zhou, Zhang, entre otros. Entre las propuestas se mencionan la potenciación de investigaciones en edadismo para conocer su alcance, desarrollar escalas validadas y poder evaluar los efectos de las intervenciones. Si se consigue aprender a identificar el edadismo estaremos luchando contra una forma de maltrato. Son necesarias, también, investigaciones para examinar los efectos de las intervenciones y poder analizar la efectividad en contextos reales: evitar utilizar la edad cronológica como criterio único para asignar bienes y/o servicios; promover las intervenciones comunitarias, incidiendo en programas intergeneracionales, de educación e integración social, con participación real de los ciudadanos en todas las fases e incorporando la atención comunitaria en la cartera de servicios; potenciar la investigación en edadismo; promover la alfabetización digital;

garantizar la autonomía de los miembros más vulnerables de la sociedad; abordar los cuidados de larga duración en domicilios, en viviendas comunitarias y residencias, integrando la red de atención primaria; promover cambios normativos y adaptación de planes, estrategias y políticas públicas a la realidad social y características de las personas mayores; Introducir y desarrollar reformas en el sistema nacional de salud promoviendo la participación ciudadana en la gobernanza de los servicios sanitarios.

José Manuel Ribera Casado, gerontólogo y geriatra, miembro de la Real Academia Nacional de Medicina de España y de la Universidad Complutense de Madrid, escribe sobre la evidencia las actitudes edadistas manifestadas durante la pandemia, en Anales de la Real Academia Nacional de Medicina. Entre las evidencias más llamativas: cargar de inicio sobre la persona mayor el protagonismo del proceso como vía de alivio para la población más joven; la situación vivida en las residencias de ancianos y el rechazo social y sanitario a sus moradores; el tratamiento discriminatorio al colectivo de más edad en los protocolos de actuación; el papel negativo jugado por los medios de comunicación; la escasa presencia de mayores en la discusión del problema y en el diseño de medidas para combatirlo; su mínima presencia en ensayos clínicos y proyectos de investigación; la autovaloración negativa del propio colectivo en este tema. Finalmente, en el escrito, se plantean reflexiones, preguntas y sugerencias: ¿En qué medida la edad puede condicionar decisiones que afectan a la vida de los individuos?; ¿Qué criterios deben prevalecer cuando las opciones positivas son limitadas y el número de demandantes muy amplio?; ¿Qué actitud deben tomar los medios de comunicación, administraciones y los órganos generadores de doctrina?; ¿Cómo compatibilizar, en el caso de las residencias, su carácter de hogar alternativo con un nivel de medicalización adecuado. Casado solicita más respeto y no utilizar la edad como principal referente y no discriminar en función de ella, y recuerda que, *"una sociedad se valora en función de cómo cuida a sus ciudadanos de más edad"*.

Jon Rueda Etxebarria, del Departamento de Filosofía y Unidad Científica de Excelencia de la Universidad de Granada, escribe en History and Philosophy of the Life Sciences, sobre el edadismo en la pandemia de COVID-19 y la discriminación basada en la edad en las decisiones de triaje. Desafortunadamente, la discriminación por edad se ha convertido en un fenómeno destacado durante la pandemia de COVID-19. En particular, las decisiones de clasificación basadas en la edad han sido objeto de acalorados debates. En este artículo, Etxebarria, defiende que, si bien existen razones éticas, basadas en principios de beneficio y equidad, para considerar la edad de los pacientes en dilemas de triaje, utilizar la edad como exclusión categórica es una práctica envejecimiento injustificable. Argumenta que la discriminación por edad durante la pandemia ha sido alimentada por narrativas mediáticas y suposiciones injustas que han llevado a una homogeneización grupal éticamente problemática de la población de mayor edad. Comenta que la edad debe evitarse como un criterio de exclusión categórico porque puede disminuir la confianza pública en el racionamiento de la atención médica. Según una encuesta experimental, existe una preferencia pública por utilizar criterios de triaje completos en lugar de características categóricas. En este sentido, el uso de sistemas de triaje multiprincipio puede mitigar la discriminación injusta de colectivos vulnerables. Además, también podría paliar la desvalorización que pueden haber experimentado las personas mayores debido al énfasis desproporcionado que se ha puesto en la edad. Con suerte, aprenderemos esta lección para futuras crisis de atención médica.

En otro artículo, que hace alusión al título de la oscarizada película "*No es una país para viejos*", analiza el uso de la edad como criterio de triaje durante la pandemia COVID-19. Publicado en Enrahonar, se hace mención a cómo la pandemia de la COVID-19 ha levantado sospechas de edadismo y gerontofobia en diversas prácticas de racionamiento sanitario. La edad es un criterio de triaje controvertido. En el artículo se esclarece la relevancia ética de la edad dentro de los sistemas de triaje, analizando particularmente su rol dentro de los principios de equidad y de eficiencia. La equidad requiere dar más oportunidades a aquellos que han cumplido menos ciclos vitales. Comenta el autor que la edad no debe ser la última ratio de las decisiones de triaje, aunque es una variable a tener en cuenta debido a su presencia implícita en principios fundamentales de priorización; por sí sola, la edad, no debe ser un criterio de triaje protagonista, puesto que solo es relevante en cuanto se trata de una variable secundaria a tener en cuenta dentro de los principios de equidad y beneficio. Para la distribución de recursos escasos, dice Etxebarria, no valen los principios únicos. Existe un consenso amplio en que el triaje requiere de la aplicación concertada de múltiples criterios. *Los juicios de triaje deben hacerse al nivel individualizado del paciente, sin aplicar exclusiones sistemáticas y promoviendo los valores codificados en los diversos criterios éticos de racionamiento.* Propone que la narrativa social pospandemia debe hilvanar una visión conciliadora, debilitando las manifestaciones edadistas y gerontofóbicas para fortalecer la solidaridad intergeneracional. La edad nunca debió sugerirse como última ratio para las decisiones de triaje. Deben reconocerse los errores y anticiparse colectivamente para que no se repitan más en el futuro. Se citan autores como Ayalón, Graf, Huang, White, Savulescu, así como, el trabajo de SEMICYUC de 2020 sobre recomendaciones éticas para la toma de decisiones en la situación excepcional de crisis por pandemia COVID-19 en las unidades de cuidados intensivos[33].

Tarazona-Santabalbina, Francisco José, del Hospital Universitario de la Ribera, Alzira, Valencia. Escribe dos documentos en la Revista Española de Geriatría y Gerontología. Desde el inicio de la pandemia, la Sociedad Española de Geriatría y Gerontología se ha posicionado contra el edadismo y ha redactado y firmado varios documentos. Sobre recomendaciones éticas y clínicas para la toma de decisiones en el entorno residencial en contexto de la crisis de COVID-19 y sobre decisiones éticas e ingreso en UCI en situación de crisis Covid-19, con el fin de evitar que la inercia del anticuado concepto de edad cronológica se antepusiera al de edad biológica COVID-19. Entre ellos,

[33] Rubio O, Estella A, Cabre L, Saralegui-Reta I, Martin M, Zapata L, et al. Recomendaciones éticas para la toma de decisiones difíciles en las unidades de cuidados intensivos ante la situación excepcional de crisis por la pandemia por COVID-19: revisión rápida y consenso de expertos. Medicina intensiva. 2020;44(7):439-45.

recalca, desde el título, el objetivo de no repetir errores en un futuro. En una editorial destaca que es el momento de combatir con más firmeza que nunca el edadismo imperante en buena parte de la sociedad y de la profesión médica.

Tarazona, en una revisión narrativa sobre enfermedad por COVID-19 y discriminación por edad, define edadismo como los estereotipos, los prejuicios y la discriminación hacia las personas debido a su edad. Analiza las actitudes edadistas y las respuestas ante las mismas, producidas durante la pandemia. Las búsquedas se realizaron en Pubmed, Medline y Embase y se incluyeron 14 artículos. En estos trabajos se resalta el sentido cívico y social de los adultos mayores, su capacidad de ayudar a la comunidad, a pesar del riesgo de infección. Actitud que contrasta con su vulnerabilidad ante la enfermedad y las actitudes edadistas. Por ello se necesitan intervenciones específicas para apoyar a los adultos mayores durante la pandemia, garantizando, entre otros, el acceso a los servicios sanitarios. La edad cronológica no debe ser criterio independiente para la toma de decisiones clínicas. Debemos, comenta Tarazona, emplear la evidencia para influir en el discurso público, identificando a las personas en riesgo de una manera más eficiente y efectiva, sin considerar como único criterio la edad cronológica. Es hora de aunar esfuerzos en la lucha contra la COVID-19, sin olvidar que el día después, del fin de la pandemia, será necesaria una auditoría que responda a las preguntas clave sobre dónde estuvieron los fallos en la prevención. Y en ese día posterior deberemos analizar también por qué, en pleno siglo XXI, con el soporte científico que tiene la actividad geriátrica y el peso de la edad biológica en la toma de decisiones, la inercia caduca de la edad cronológica se ha impuesto al conocimiento.

Stephany Bravo-Segal, pertenece al Departamento de Cognición, Desarrollo y Psicología de la Educación, Universitat de Barcelona, España. Su artículo original publicado en la Revista Española de Geriatría y Gerontología versa sobre la representación de los mayores en los medios durante la pandemia COVID-19. Desde el título ya se pregunta si nos encaminamos a un refuerzo del edadismo. La pandemia de la COVID-19 afecta de manera diferencial a distintos grupos etarios, concentrándose la mayor parte de fallecimiento en personas mayores con patologías previas, lo que ha provocado una mayor presencia en los medios informativos. El artículo de Bravo pretende analizar discursos y representaciones relacionados con los mayores tal y como se presentan en los titulares de diarios de alcance nacional, ABC y El País, durante la fase más crítica de la pandemia en España. La presencia de ciertos términos latentemente peyorativos o inoportunos, ancianos, abuelos, estaba en coherencia con una representación negativa. La autora, a la luz de los resultados, discute en qué medida la pandemia de la COVID-19 puede reforzar una narrativa edadista de los mayores, basada en la fragilidad, declive y dependencia, que pueda justificar prácticas discriminatorias dirigidas a este sector de la población. Una visión estereotípica de los mayores que pase por alto las diferencias entre personas y grupos existentes ha sido calificada como edadista. Comenta en el artículo, Bravo, que el edadismo implica dos vertientes: ideológica y representativa, relacionada con las características atribuidas a personas de determinada edad, y pragmática y conductual relacionada con nuestros comportamientos consecuentes con los prejuicios y creencias. En las últimas líneas podemos leer como la crisis sanitaria contribuye a reforzar el edadismo, una imagen homogénea de los mayores dominada por estereotipos.

Blanca Deusdad de la Universidad Rovira i Virgili, Tarragona, trae uno de los temas más polémicos de la pandemia, y que será motivo de un próximo libro monográfico: las residencias geriátricas. Analiza la crisis de las residencias en plena pandemia, el edadismo y la escasez de recursos. Comenta como la crisis del estado de bienestar europeo desde 2008 ha puesto de manifiesto la debilidad de estos sistemas de bienestar europeos para hacer frente a una crisis sanitaria como la del COVID-19, que a su vez no ha garantizado los derechos y el bienestar de las personas mayores. Deusdad pretende, en su artículo, proyectar luz sobre la escasez de recursos en el sistema de residencias en España, analizando el fracaso asistencial integrado y las medidas legislativas urgentes implantadas para superar la crisis sanitaria del COVID-19. En el contexto del COVID-19, se ha manifestado la importancia de implementar una política de adultos mayores para garantizar sus derechos.

Aida Muntsant, del Departamento de Psiquiatría y Medicina Legal, Facultad de Medicina, Universidad Autónoma de Barcelona en España, que escribe en, Geriatrics, sobre el Estudio Intergeneracional Español, las creencias, estereotipos sobre personas mayores para abordar el edadismo. La discriminación por edad puede verse como estereotipos, prejuicios y discriminación sistemáticos de las personas debido a su edad.

Durante mucho tiempo, la sociedad ha aceptado los estereotipos negativos como norma. Al referirse a los adultos mayores, el Informe Global sobre Edadismo de las Naciones Unidas advierte sobre un impacto severo. El Estudio Intergeneracional para un Envejecimiento Saludable, un cuestionario sobre creencias, estereotipos y conocimientos sobre las personas mayores y los abuelos, se administró a 326 estudiantes españoles de biología y medicina.

Destacamos, también a ***Andrea Rosales***, de la Universitat Oberta de Catalunya, que analiza otro aspecto reiterativo en los documentos analizados, el de las tecnologías y las redes sociales; escribe sobre la discriminación por edad en la era de las plataformas digitales y a ***Batirtze San-Martín-Gamboa***, del Departamento de Enfermería de la Facultad de Medicina y Enfermería, Universidad del País Vasco, que en un estudio de cohorte prospectivo en estudiantes de ciencias de la salud, estudia la reducción del envejecimiento combinando la educación sobre el envejecimiento con la práctica clínica.

Francia

Nathalie Barth, de la Universidad de Jean Monnet, Saint-Etienne y y su grupo de trabajo examinan en Frontiers in Public Health, los efectos de la cuarentena impuesta por Covid-19 como un catalizador para la discriminación por edad. El objetivo del estudio fue evaluar la discriminación por edad experimentada por los adultos mayores en Francia durante la primera ola de la pandemia de COVID-19 en 2020. Describen la mortalidad acumulada, en Francia, un año después de iniciada, oficialmente, la pandemia y como los adultos mayores se vieron muy afectados. La exclusión y discriminación de los adultos mayores se ha acentuado durante la pandemia del COVID-19. Si bien muchos artículos sobre el COVID-19 también mencionan la discriminación por edad, pocos incorporan las perspectivas y opiniones de los adultos mayores. La investigación de los autores, de este artículo, tiene como objetivo evaluar la discriminación por edad experimentada por los adultos mayores durante la pandemia de COVID-19. Realizaron entrevistas con adultos mayores[34], en un área urbana de Francia. Los participantes informaron haber experimentado más discriminación por edad durante la pandemia de COVID-19, incluida la discriminación por edad hostil y benevolente de las familias de los adultos mayores. Los adultos mayores identificaron, también, signos positivos de solidaridad intergeneracional durante esta crisis. Las medidas para reducir los impactos del COVID-19 afectan significativamente a los adultos mayores, quienes paradójicamente tienen poca voz en estos asuntos.

Traemos un documento de la ***Academia Nacional de Medicina de Francia***, publicado en Boletín de Abril de 2020, sobre Edadismo y tensiones intergeneracionales en el período Covid-19; un comunicado de prensa en el que se recomienda no utilizar nunca el criterio de la edad para la asignación o distribución de bienes y recursos y si fuese imprescindible el racionamiento de medios terapéuticos, la elección debe basarse en criterios fisiológicos, clínicos y funcionales para obtener los mejores resultados a corto y largo plazo. Otras recomendaciones son

[34] 63 a 92 años

sustituir la noción de distanciamiento físico por la de distanciamiento social para dejar más claro que observar gestos de barrera no implica aislamiento del mundo, sino que permite seguir comunicándose de una manera diferente. Más recomendaciones son prestar especial atención a los adultos mayores más vulnerables y con discapacidad funcional que residen en instituciones de larga estancia y asegurar que continúen en el goce de todos sus derechos.

Italia

Emilio Paolo Visintín, del Departamento de Humanidades, Universidad de Ferrara, publicó en Journal of Environmental Research and Public Health sobre contacto Intergeneracional y edadismo como Predictores de Actitudes hacia el Pasaporte de Vacunación COVID-19. Desde el inicio de la pandemia de la COVID-19, la vulnerabilidad de las personas mayores frente a la COVID-19 ha sido enfatizada en el discurso político y en los medios de comunicación. Las políticas destinadas a reducir la propagación del coronavirus, como la del pasaporte de vacunación, pueden percibirse como políticas destinadas a preservar la salud de las personas mayores, y las actitudes negativas hacia las personas mayores, discriminación por edad, pueden ser la base de las actitudes negativas hacia tales políticas. Aunque el contacto intergeneracional es uno de los principales antecedentes de la reducción de la discriminación por edad, la pandemia ha obligado a las personas a separarse y, en particular, es posible que se haya reducido el contacto intergeneracional directo, posiblemente reemplazado por el teléfono y el contacto virtual. En un estudio correlacional, 153 estudiantes universitarios italianos, encontraron los autores, que la cantidad y calidad del contacto intergeneracional directo disminuyó durante la pandemia. El contacto intergeneracional virtual fue inesperadamente menos frecuente que el contacto directo. La calidad del contacto directo antes de la pandemia se asoció, más allá de los efectos de otras formas de contacto bajo investigación, con la reducción de la discriminación por edad, que a su vez se asoció con una actitud negativa hacia el pasaporte de vacunación. Se discutirán los hallazgos centrándose en los roles del contacto intergeneracional y la discriminación por edad para la salud pública.

En otro artículo, Visintin, analiza, en Journal of Community & Applied Social Psychology, el contacto con personas mayores, discriminación por edad y comportamientos de contención durante la pandemia de COVID-19. Para reducir y frenar la propagación del coronavirus durante la pandemia, se pide a las personas de todos los países que adopten una serie de conductas de prevención, como mantener la distancia física, usar dispositivos de protección, conductas de contención. La vulnerabilidad de las personas mayores durante la pandemia ha sido destacada por los medios de comunicación y en la comunicación política, llamando a la protección de este sector de la población. Basado en la teoría del contacto intergrupal y en el modelo de contenido estereotipado, realizaron, los autores, un estudio correlacional durante el confinamiento por el coronavirus en Italia, analizando el contacto con personas mayores antes de la pandemia, la discriminación por edad y los comportamientos de contención. Se encontró que la calidad del contacto con las personas mayores, las actitudes favorables hacia las personas mayores y el envejecimiento benévolo se asociaron positivamente con los comportamientos de contención. Los hallazgos sugieren que las relaciones intergeneracionales positivas probablemente sean beneficiosas para la salud pública.

Matteo Cesari de la Unidad Geriátrica de Fondazione IRCCS Ca' Granda Ospedale Maggiore Policlinico de Milán, escribe una editorial, en el Journal of the American Medical Directors Association, sobre COVID-19 en Italia, discriminación por edad y toma de decisiones en una pandemia. En ella comenta que podríamos ser demasiado optimistas para pensar que la discriminación por edad pronto será derrotada entre los médicos. La edad sigue siendo el primer criterio mencionado. Sin embargo, nos da algo de esperanza leer que, a diferencia del pasado, no es el único criterio que se propone. ¿Comenzarán las comorbilidades y el estado funcional a cambiar nuestra forma de pensar y actuar en tiempos de crisis? Probablemente todavía sea demasiado pronto para ver cambios importantes. Sin embargo, mientras continuamos impulsando hacia una sociedad y una práctica médica menos discriminatoria por edad, debemos aprovechar estas oportunidades que surgen de los no geriatras. Estas son de hecho oportunidades para construir intercambios constructivos.

Massimiliano Fedecostante pertenece al Centro de Investigación de Admisiones Geriátricas y Envejecimiento de Ancona, en una carta al director de la revista Transfusión, da su opinión sobre los límites superiores de edad para la donación de plasma convaleciente y el tratamiento de pacientes con COVID-19, como otro marcador de discriminación por edad. Dada la amplia evidencia de discriminación por edad en los ensayos clínicos, investigamos si los ensayos de CP en COVID-19 restringieron a donantes o receptores en función de la edad.

Anna Rosa Donizetti, de la Universidad de Nápoles Federico II, publica en Journal of Public Health, sobre COVID-19 y la enfermedad mental del adulto mayor, el aislamiento social, la soledad y la discriminación por edad. El discurso público en torno a los adultos mayores tenía un tono paternalista enmarcando a todos los adultos mayores como vulnerables. Este estudio tuvo como objetivo medir en qué medida la discriminación por edad percibida en el contexto de la pandemia de COVID-19, así como la sensación de soledad y aislamiento social, el miedo y la percepción de los riesgos de COVID-19, tuvieron un efecto negativo en la salud mental de los adultos mayores. Para ello, se administró un cuestionario de autoinforme a 1301 participantes, con una edad media de 77,25 años, 56,10% mujeres y 43,90% hombres. Se realizaron análisis descriptivos y correlacionales, junto con modelos de ecuaciones estructurales. Los resultados mostraron que la discriminación por edad percibida en el contexto de la pandemia de COVID-19 predice positivamente la soledad y también indirectamente la enfermedad mental. Además, la soledad es el predictor más fuerte de enfermedad mental junto con el miedo al COVID-19 y el aislamiento social. Tales resultados resaltan la importancia de implementar políticas públicas y discursos no discriminatorios y que favorezcan la inclusión de las personas mayores.

Portugal

Linda Naughton, del Centro de Estudios de Geografía y Ordenación del Territorio y Departamento de Geografía y Turismo, Facultad de Artes y Humanidades de la Universidad de Coímbra, y sus colaboradores, escriben en Journal of Aging Studies, un artículo sobre sobre las caras gemelas de la discriminación por edad, la glorificación y la abyección como un análisis de contenido de la defensa de la edad en medio de la pandemia de COVID-19. Si bien las respuestas gubernamentales a la pandemia de COVID-19 han variado en todo el mundo, ha habido un clamor unificador por parte de los profesionales de la salud pública que advierten sobre los efectos perjudiciales de vincular nuestra comprensión de esta nueva amenaza a nuestras actitudes ya discriminatorias. Lo que es ineludible es que COVID-19 tiene un componente de riesgo relacionado con la edad y los últimos datos muestran que los riesgos comienzan a aumentar para las personas a partir de la mediana edad. A medida que las agencias de gobierno, la práctica profesional y la academia trabajan para evaluar, comunicar y abordar este riesgo, nos preguntamos: ¿las conceptualizaciones gerontológicas existentes sobre la discriminación por edad son apropiadas para esta situación excepcional y qué se está (re)produciendo en términos de una subjetividad envejecida? Siguiendo la crítica de van Dyk[35] de la otredad de la gerontología a través de la 'glorificación' (tercera edad) y la 'abyección' (cuarta edad), un análisis de contenido de declaraciones y documentos de política emitidos en respuesta a COVID-

[35] Ver listado de referencias bibliográficas

19 proporciona evidencia de bien- significado y discriminación por edad inadvertida a través del lenguaje homogeneizador, el binario abyección/glorificación dentro de la vejez, y el binario de poder construido entre la edad y una mediana edad neutra. El documento concluye con reflexiones sobre las direcciones futuras para la investigación de la discriminación por edad más allá de COVID-19.

José Alberto Ribeiro-Goncalves, del Centro de Investigación William James, en International Journal of Clinical and Health Psychology, publica un trabajo sobre soledad, discriminación por edad y salud mental y el papel amortiguador de la resiliencia en las personas mayores. La discriminación por edad y la soledad son dos fenómenos de salud pública relevantes por su impacto negativo en la salud mental del adulto mayor. El objetivo, del artículo, fue evaluar el potencial papel mediador de la resiliencia entre los efectos de la discriminación por edad y la soledad en el TP en personas mayores. Se recopiló una muestra de 349 adultos mayores portugueses de 60 años o más a través de una encuesta en línea y durante el período de pandemia de COVID-19. Los adultos mayores completaron la Escala de Angustia Psicológica de Kessler, la Escala de Soledad de la Forma Corta de UCLA, la Escala de Edadismo Ambivalente y la Escala de Resiliencia de Connor-Davidson[36]. La resiliencia medió completamente el efecto de la discriminación por edad en la EP y medió parcialmente el efecto de la soledad en la EP. La resiliencia fue un factor protector importante de la salud mental contra los efectos de la

---

[36] Escala de Resiliencia de Connor y Davidson consta de 25 ítems con formato de respuesta tipo Likert con cinco opciones de respuesta ("en absoluto", "rara vez", "a veces", "a menudo", y "casi siempre"), puntuadas de 0 ("en absoluto") a 4 ("casi siempre"). Ver García León, 2019.

discriminación por edad y protegió parcialmente la salud mental de los efectos de la soledad entre las personas mayores. Se sugiere considerar la resiliencia como un factor a integrar en futuros programas de intervención en salud mental. Se discute la aplicabilidad práctica de este estudio.

Reino Unido

Del resumen del artículo sobre Pistas falsas, disyuntores y discriminación por edad en el debate sobre la COVID-19, publicado por ***David R Lawrence***, de la Durham University, en Journal of Medical Ethics, extraemos: En su artículo reciente 'Por qué el encierro de los ancianos no es discriminatorio por edad y por qué nivelar la igualdad es incorrecto, Savulescu y Cameron[37] intentan argumentar el caso de someter a los 'ancianos' a límites no impuestos a otras generaciones. Los autores del artículo argumentan que el encierro selectivo de las personas mayores es innecesario y cruel, además de discriminatorio, y que este grupo puede sufrir más que otros en circunstancias similares. Además, constituye una privación injustificada de la libertad.

Sara Harper del Instituto de Oxford para el Envejecimiento de la Población, Universidad de Oxford, publica en Journal of Population Ageing sobre la pandemia de COVID-19 y los adultos mayores, en el título pregunta: ¿edadismo institucionalizado o política pragmática?. La pandemia de Covid ha producido una gran cantidad de editoriales y comentarios de organismos profesionales sobre el impacto específico del

[37] Ver listado de referencias

virus SARS-CoV-2 y la enfermedad resultante COVID-19 en adultos mayores. Entretejido a lo largo de estos es un encuadre fundamental del discurso sobre la discriminación por edad, la discriminación por edad y el uso de la edad cronológica como un determinante homogéneo de la respuesta aceptable de las sociedades al desafío de la vulnerabilidad de las personas mayores a la enfermedad. Quizás el más directo fue una declaración de posición inicial de la Sociedad Británica de Gerontología[38]. Su declaración objetó cualquier política que diferencie a la población mediante la aplicación de una edad cronológica arbitraria en la restricción de los derechos y libertades de las personas.

Peter Lloyd-Sherlock, de Universidad de East Anglia, Norwich, trae a colación el tema de las vacunas: ¿La discriminación por edad de las vacunas equivale a geronticidio?, es una carta publicada en Group Processes & Intergroup Relations. El geronticidio, que figura en la mayoría de los diccionarios como el asesinato o la eutanasia de personas mayores, es un término oscuro. A veces se le llama senicidio (con desafortunadas asociaciones con la senilidad) o incluso granicidio. Una búsqueda en MEDLINE produce un único resultado: un artículo en alemán sobre criminología publicado en 1989. Fuera de las ciencias de la salud, el término se ha aplicado ocasionalmente para describir las supuestas prácticas de culturas exóticas. La Enciclopedia de Problemas Mundiales y Potencial Humano[39] observa que el geronticidio es una práctica poco

[38] Sociedad científica que representa a los de las ciencias sociales y la investigación relacionada, y se describe a sí misma como un foro multidisciplinario para investigadores y otras personas interesadas en las situaciones de las personas mayores y en cómo se puede mejorar y mejorar el conocimiento sobre el envejecimiento y la vida posterior.

[39] https://www.wto.org/spanish/res_s/booksp_s/public_forum09_s.pdf

común limitada a lo que describe como las llamadas sociedades primitivas. ¿Se ha vuelto más relevante este oscuro término durante la pandemia de COVID-19?

Hannah Swift, Universidad de Kent, escribe sobre discriminación por edad en tiempos de COVID-19 en Group Processes & Intergroup Relations. Describe cómo la respuesta a la pandemia del coronavirus (COVID-19) tiene el potencial de cambiar fundamentalmente cómo pensamos y sentimos sobre nuestra propia edad, y cómo pensamos y sentimos sobre otros grupos de edad. Específicamente, describen cómo el discurso en torno a la pandemia ha fortalecido la visión homogénea de los adultos mayores como vulnerables, ha estigmatizado socialmente el ser adulto mayor y ha exacerbado expresiones hostiles y benévolas de discriminación por edad. Exploran el impacto de estas dinámicas cambiantes en la cohesión y las relaciones intergeneracionales, y proponemos que comprender las teorías de la discriminación por edad será esencial para manejar futuras pandemias a fin de reducir el posible impacto negativo de las crisis en los individuos, así como en las comunidades y sociedades.

Elfriede Derrer-Merk, Universidad de Liverpool, Instituto de Riesgo e Incertidumbre Máster en Gerontología, escribe en Journal of Social Issues, sobre una teoría fundamentada constructiva transcultural comparativa del Reino Unido y Colombia y la protección a los adultos mayores del envejecimiento por COVID-19. La pandemia de COVID-19 afectó la vida de las personas en todo el mundo, lo que requirió medidas de salud y seguridad destinadas a detener la propagación del virus. Este estudio explora si una consecuencia no deseada de estas medidas es una nueva forma de discriminación por edad. Exploraron, los autores, utilizando métodos cualitativos, las experiencias de los adultos mayores que viven la pandemia en el Reino Unido y Colombia. Aunque hubo algunas pequeñas diferencias entre países, en su mayor parte, las experiencias fueron similares. Encontraron que los adultos mayores informaron que eran vistos como un grupo homogéneo y experimentaban discriminación por edad tanto benevolente como hostil y una pérdida de autonomía como consecuencia de las medidas de protección de COVID-19. Los participantes de ambos países expresaron enojo y frustración, y aumentaron la ansiedad, y sintieron que se ignoraba su individualidad. Recomendamos que los formuladores de políticas, los medios de comunicación y la sociedad en general consideren el impacto de tales medidas de salud y seguridad en los adultos mayores al prepararse para futuras pandemias y desafíos de salud.

James Rupert Fletcher, del King's College de Londres, publica en Ageing & Society, sobre cuarentena cronológica y discriminación por edad: COVID-19 y la relación de la gerontología con la categorización por edad. En marzo de 2020, el gobierno del Reino Unido aconsejó a todas las personas mayores de 70 años que se autoaislarán estrictamente durante un mínimo de 12 semanas en respuesta al COVID-19. La Sociedad Británica de Gerontología criticó al gobierno por ignorar las diferencias individuales, considerando que el enfoque es discriminatorio. El ex presidente de la Sociedad Británica de Geriatría, David Oliver, impugnó las acusaciones de discriminación por edad, argumentando que el enfoque era una discriminación pragmática basada en evidencia epidemiológica. Este debate cataliza tensiones gerontológicas centrales con respecto a la discriminación por edad, la discriminación, la categorización y la heterogeneidad. Una perspectiva realista crítica revela que tanto el gobierno como la gerontología están luchando para negociar estas tensiones irresolubles. Contrariamente al debate binario, el aislamiento basado en la edad representa simultáneamente discriminación pragmática y discriminación por edad basada en valores. Sin embargo, lo hace en parte porque se basa en una epistemología cronológica que posiciona la edad como un potente eje biosocial de diferencia significativa, reflejando así el propio envejecimiento de la gerontología. El purismo ético de las acusaciones gerontológicas de discriminación por edad está, por lo tanto, algo fuera de lugar, lo que potencialmente oscurece una oportunidad para la reflexión sobre los compromisos cargados de valores con la edad en la investigación social.

Paul Higgs, Profesor de Sociología en la Universidad Global de Londres, escribe sobre la vejez real e imaginaria, en el resumen del artículo publicado en Societies leemos que el documento se ocupa del tema de la discriminación por edad y su prominencia en los debates actuales sobre la pandemia de COVID-19. En él, abordan la cuestión de cómo interpretar mejor el impacto que la pandemia ha tenido en la población de mayor edad. Si bien muchos se enojan por lo que consideran discriminatorio prácticas de encierro que limitan a las personas mayores a sus hogares, otros están igualmente preocupados por el fracaso de las respuestas estatales para proteger y preservar la salud de las personas mayores, especialmente aquellas que reciben atención a largo plazo. Sugieren, los autores, que este contraste en el encuadre de las respuestas discriminatorias a la pandemia surge de las diferentes representaciones sociales de la vida posterior, lo que refleja el primer plano selectivo de los imaginarios de la tercera frente a la cuarta edad.

Hayden Nix, estudiante de medicina en la Western University, escribe, en Journal of Medical Ethics, sobre perspectiva canadiense sobre la discriminación por edad y el confinamiento selectivo; se trata de una respuesta a la opinión de Savulescu[40], en el que el autor y sus colaboradores, argumentan que un encierro selectivo de las personas mayores no es discriminatorio porque trataría a las personas de manera desigual en función de diferencias moralmente relevantes. Esta respuesta arguye que un encierro selectivo de las personas mayores que viven en hogares de cuidado a largo plazo sería injusto porque permitiría que las libertades expansivas del público en general socavaran las libertades básicas de las personas mayores, y porque discriminaría sobre la base de razones extrínsecas desventajas.

Irlanda

El grupo de trabajo de ***Hopf, Stefan***, Centro Irlandés de Gerontología Social, Instituto para el Curso de la Vida y la Sociedad, Universidad Nacional de Irlanda, escriben sobre las nuevas formas de edadismo como desafío para una convención de la ONU sobre los

[40] El I referido a :"Por qué el encierro de las personas mayores no es discriminatorio por edad y por qué nivelar la igualdad es incorrecto"

derechos de las personas mayores. En un segundo artículo, Hopf, escribe que para las personas mayores, la discriminación por edad puede socavar la participación igualitaria en las sociedades modernas de servicios y consumo. Una forma de abordar la discriminación por edad es implementar políticas y leyes contra la discriminación. Sin embargo, la discriminación por edad es un concepto ambiguo que puede interpretarse de diferentes maneras y las diferencias en la interpretación pueden afectar el alcance y la aplicación de la política y la legislación relacionadas. El grupo de trabajo entrevistó a expertos de Austria e Irlanda, quienes en virtud de su posición profesional o representativa estructuran las condiciones para que las personas afirmen haber sufrido discriminación por edad. Sobre la base de 12 entrevistas a expertos y dos grupos focales, cada uno de los cuales involucró a seis representantes de las principales organizaciones nacionales de defensa e interés sobre el envejecimiento, reconstruimos cuatro patrones de interpretación de la discriminación por edad: la discriminación por edad como la 'negación de la dignidad', como la 'negación del reconocimiento de contribución', como la 'negación de la participación' y como la 'falta de consideración de la necesidad'. Los hallazgos se discuten con referencia a los conceptos de reconocimiento y representación, y se brindan consideraciones sobre las posibles implicaciones legales y políticas de esta investigación.

Irlanda del Norte

Gemma M Carney, Profesora de Política Social, Facultad de Ciencias Sociales, Educación y Trabajo Social, Universidad de Queen. En un artículo publicado en Journal of Social Policy, escribe sobre los viejos vienen al final de la jerarquía de Grim Reaper[41]: un análisis de encuadre de la cobertura de los periódicos del Reino Unido sobre la vejez y el riesgo de morir durante la primera ola de la pandemia de COVID-19. El artículo examina la cobertura de los periódicos del Reino Unido durante la primera ola de la pandemia de COVID-19 de marzo a agosto de 2020. Un análisis de encuadre cualitativo de los mensajes públicos sobre la edad en cinco periódicos de alta circulación proporciona una descripción detallada de quién se considera que está en riesgo de morir por COVID-19. Los periódicos representan a las personas mayores como las que corren mayor riesgo, con la discapacidad como factor secundario. Los informes sobre quién es responsable, quién está en riesgo y quién tiene la culpa de las muertes por COVID-19 se enmarcan como temas de salud pública y equidad generacional, con la responsabilidad individual ocupando un lugar destacado. Concluyen, los autores, que los reportajes en periódicos progresistas y conservadores reflejan estereotipos basados en la edad y paternalismo hacia las personas mayores. Las figuras públicas se representan como chivos expiatorios o héroes, lo que ofrece una distracción del hecho menos periodístico de que la falta de inversión a largo plazo en atención social aumentó el riesgo de morir entre los ancianos y discapacitados durante la pandemia.

Gales

John Williams, Facultad de Derecho y Criminología, Universidad de Aberystwyth, escribe en Journal of Adult Protection, sobre personas

[41] Grim Reaper fue una banda británica de heavy metal fundada en 1979 por el guitarrista Nick Bowcott en Droitwich, Inglaterra

mayores, derechos humanos y COVID-19. El propósito de este artículo es discutir las implicaciones de las respuestas gubernamentales al COVID-19 para las personas mayores. Los gobiernos de Inglaterra y Gales se enfrentaron a decisiones complejas al responder a la COVID-19. Este artículo considera el impacto de sus acciones en los derechos humanos de las personas mayores. Este documento se basa en una investigación original sobre derechos humanos, personas mayores y COVID-19. Argumenta que hay un caso para responder de posibles violaciones de la Convención Europea de Derechos Humanos. Aunque es demasiado pronto para llegar a conclusiones firmes, ya que se requieren más pruebas científicas y médicas, algunas acciones de los gobiernos parecen basarse en el uso de la edad como base para la toma de decisiones. El documento considera el marco legal de la Convención Europea y su relevancia para la enfermedad del virus Corona y las personas mayores. La jurisprudencia, la investigación académica, la orientación y la cobertura de los medios forman la base de la investigación. Los gobiernos tienen un caso sólido para responder. Al defender sus posiciones frente a las denuncias de discriminación contra las personas mayores, deben presentar pruebas sólidas y convincentes que incluyan pruebas médicas y científicas que sirvieran de base a sus decisiones.

Escocia

Peter Lloyd-Sherlock, Escuela de Desarrollo Internacional, Universidad de East Anglia, Norwich, Norfolk, Reino Unido, escribe en Gerontologist, sobre problemas de disponibilidad y calidad de datos para COVID-19 y personas mayores en países de ingresos bajos y medios. Para todas las condiciones de salud, los datos confiables desglosados por edad son vitales tanto para el análisis epidemiológico como para el monitoreo de la priorización relativa de diferentes grupos de edad en las respuestas políticas. Esto es especialmente esencial en el caso de la enfermedad por coronavirus-2019 (COVID-19), dada la fuerte asociación entre la edad y la letalidad. Este documento evalúa la disponibilidad y la calidad de los datos basados en la edad sobre los casos y muertes de COVID-19 notificados en países de ingresos bajos y medios. Encuentra que la disponibilidad de datos confiables que permitan análisis específicos de personas mayores está en gran parte ausente. El documento explora el potencial de las estimaciones de exceso de mortalidad como una métrica alternativa de los efectos de la pandemia en las poblaciones de mayor edad. A pesar de algunos desafíos técnicos, esto puede ofrecer un mejor enfoque, especialmente en países donde los datos de la causa de muerte no son confiables.

Benelux

Lotte Brinkhof, de Facultad de Ciencias Sociales y del Comportamiento Grupo de programa Psicología del desarrollo de la Universidad de Ámsterdam, escribe, en Aging Ment Health, sobre los cambios en la discriminación por edad percibida durante la pandemia de COVID-19 y el impacto en la calidad de vida y el bienestar mental entre los adultos holandeses de 55 años o más. La pandemia de COVID-19 llevó la discriminación por edad al frente del discurso público. La discriminación por edad negativa genera percepciones más negativas de uno mismo sobre el envejecimiento, lo que afecta el funcionamiento físico y mental. Se encontraron efectos opuestos para el envejecimiento positivo percibido, aunque de manera menos consistente. Estos patrones revelan que la discriminación por edad percibida y experimentada por adultos de 55 años o más se volvió más fuerte y más negativa durante la pandemia de COVID-19, lo que tuvo implicaciones perjudiciales para la CdV y el MWB de las personas. Estos hallazgos desconcertantes enfatizan la importancia de combatir el envejecimiento negativo en nuestra sociedad.

André Den Exter, de la Universidad Erasmus de Róterdam y sus colaboradores, publican en European Journal of Health Law, sobre la directriz holandesa de triaje de cuidados intensivos sobre Covid-19. Esta Asociación redactó unas directrices sobre la admisión a la UCI de la guía de triaje de Covid-19' que tiene límites de edad que menosprecian o excluyen a los ancianos. Tal límite de edad para la admisión a la unidad de cuidados intensivos (UCI) en caso de una emergencia nacional parece discriminatorio y, por lo tanto, ¿es inapropiado usarlo o no? La pregunta es si la edad en sí misma puede considerarse como un criterio de selección aceptable.

Recuperamos dos documentos de ***Anna E. Kornadt***, del Departamento de Ciencias Cognitivas y del Comportamiento, Universidad de Luxemburgo escribe, sobre envejecimiento percibido durante la crisis del Covid-19 está relacionado longitudinalmente con las percepciones subjetivas del envejecimiento, publicado en Frontiers in Public Health, extraemos del resumen que la discriminación por edad en los medios y la sociedad ha aumentado considerablemente durante la crisis del Covid-19, con consecuencias negativas esperadas para la salud y el bienestar de los adultos mayores. El estudio actual investiga si la discriminación por edad percibida durante la crisis afecta longitudinalmente la forma en que las personas perciben su propio envejecimiento. En junio de 2020, 611 adultos mayores de Luxemburgo, 60 a 98 años y 69,92 de media, participaron en una encuesta sobre su percepción de la crisis. En octubre de 2020, 523 participaron en un segundo evento de medición. Los participantes informaron sobre el envejecimiento percibido durante la crisis en diferentes dominios, sus autopercepciones del envejecimiento y la edad subjetiva. Las opiniones sobre el envejecimiento son poderosos predictores del bienestar y los resultados de salud en la edad adulta. Los datos del estudio sugieren que ser el objetivo de la discriminación por edad durante la crisis afecta negativamente las autopercepciones de los adultos mayores sobre el envejecimiento y este impacto puede sentirse más allá de la crisis actual.

El segundo, artículo de investigación publicado en European Journal of Ageing, que utilizando datos contenidos en al anterior y titulado *La discriminación por edad y la salud y el bienestar de las personas mayores durante la pandemia de Covid-19: el papel moderador del envejecimiento subjetivo*, habla de que en la pandemia de Covid-19, ser mayor significa estar en un foco especial: las probabilidades de infecciones graves y mortalidad aumentan con el aumento de la edad y las medidas de protección para este grupo de población se han incrementado. Esto estuvo acompañado de un discurso público que retrataba a los adultos mayores de manera estereotipada como vulnerable y frágil, pero también destacaba las dificultades que los jóvenes tienen que soportar para protegerlos. Dados los efectos posiblemente perjudiciales de la discriminación por edad en los individuos y las sociedades, nos interesamos en la percepción de la discriminación por edad de los adultos mayores en la crisis de Corona y su relación con su salud y bienestar. Además, estábamos interesados en las variables subjetivas del envejecimiento como moderadores en la relación edadismo-salud. En junio de 2020, 611 personas mayores de 60 años que viven de forma independiente del Gran Ducado de Luxemburgo fueron reclutadas a través de un instituto de investigación de encuestas y entrevistadas en línea o por teléfono. Informaron sobre el envejecimiento percibido en diferentes contextos, su satisfacción con la vida, la salud subjetiva, la edad subjetiva y las autopercepciones del envejecimiento. Según el contexto, alrededor del 20% de los participantes percibieron la discriminación por edad y, en general, se relacionó negativamente con la salud subjetiva y la satisfacción con la vida después del inicio de la pandemia. Las regresiones jerárquicas moderadas mostraron que una edad subjetiva más joven amortiguaba el efecto negativo de la discriminación por edad sobre la salud subjetiva, mientras que percibir el envejecimiento como una pérdida social aumentaba su efecto sobre la satisfacción con la vida. Discutimos la importancia de abordar y reducir la discriminación por edad, no solo en tiempos de crisis y las consecuencias para las personas y las sociedades.

Suiza

Tracey McDonald es editor asociado de la Revista Internacional de Enfermería, Revista Oficial del Consejo Internacional de Enfermeras en Ginebra, publica sobre la discriminación por edad letal a la sombra de las tácticas de respuesta a la pandemia. Examina aspectos de las respuestas de políticas pandémicas a las variantes de COVID-19 y SARS-CoV-2 y presenta una visión integrada de las consecuencias de las tácticas de respuesta a nivel nacional y de los servicios de salud para los adultos mayores. Las enfermeras están posicionadas en la intersección del servicio de salud y la implementación de políticas; por lo tanto, su influencia en los protocolos clínicos y las direcciones de las políticas de salud posteriores a la pandemia es crucial para prevenir más muertes prematuras en el grupo de edad de más de 65 años y otros. Las perspectivas que se presentan aquí se basan en una evaluación crítica de los numerosos informes, comentarios, investigaciones y puntos de vista publicados sobre la pandemia. Esa evidencia, combinada con mi experiencia en varios campos de estudio y servicio profesional, me permite visualizar lo que algunas decisiones y políticas pueden significar para las personas mayores, las enfermeras y las sociedades en todo el mundo. La información establecida sobre los patrones de la población mundial y la ubicación y salud de los grupos nacionales se ha vuelto menos confiable debido a los cambios de población causados por años de conflictos geopolíticos y ahora por el impacto de la pandemia. Sumado a este contexto ya caótico, la pandemia ha perturbado aún más las sociedades, los servicios de salud y las economías. Las respuestas discriminatorias por edad de estos sistemas han desfavorecido aún más a las personas mayores y han generado déficits de confianza que deben resolverse. Cuando la pandemia retroceda, las decisiones políticas y de gestión que tomen los gobiernos y los administradores de los hospitales serán un indicador revelador de si la discriminación por edad sistemática establecida expuesta durante la pandemia seguirá comprometiendo la salud y la longevidad de los adultos mayores. Implicaciones para la enfermería, la salud y la política social: La ascendencia de la influencia de la enfermería dentro del entorno de la política social y de salud debe fortalecerse aún más para permitir que las enfermeras defiendan la equidad y la justicia en el esfuerzo de recuperación de la pandemia.

Alemania

Uno de los artículos más relevante y citados en la documentación estudiada, es el que hace referencia a seis proposiciones contra la discriminación por edad en la pandemia de COVID-19. Escrito por ***Ehni, Hans-Joerg***, del Instituto de Ética e Historia de la Medicina de la Universidad de Tubinga, en Alemania y publicado en la Journal Of Aging & Social Policy. El riesgo de desarrollar una enfermedad grave a causa de la COVID-19 y de morir a causa de ella aumenta con la edad. Esta asociación estadística ha dado lugar a numerosas sugerencias de políticas y comentarios muy problemáticos que revelan actitudes discriminatorias subyacentes y promueven la discriminación por edad. Tales actitudes se basan en estereotipos negativos sobre la salud y el funcionamiento de los adultos mayores. Como resultado, se desvaloriza la vida de las personas mayores, incluso en posibles situaciones de triaje y en la posible limitación de algunas medidas contra la propagación de la pandemia a los adultos mayores. Estos resultados son injustificados y poco éticos. El equipo de Ehni desarrolla seis propuestas contra la discriminación por edad para impulsar una respuesta más adecuada a la pandemia actual en la que se respeten las necesidades y la dignidad de las personas mayores, en una realidad en la que se plantean dilemas y conflictos morales y donde se hace difícil encontrar la decisión más adecuada. La situación sugiere caer en un utilitarismo que valora la vida de manera diferente, donde enfrentamos a un grupo contra otro y le damos menor prioridad a aquellos a quienes se les atribuye un valor menor y donde, frecuentemente, se valora que la vida de las personas mayores pesan menos que otras; simplemente deberían estar aisladas porque son las más vulnerables; ya han vivido sus vidas y han tenido la oportunidad de vivir una vida plena; están, en todo caso, entre los que van a morir pronto. Estos y otros argumentos similares se pueden encontrar en las discusiones cotidianas, incluidas opiniones de expertos en ética. El grupo de trabajo comenta la situación española: "*En el extremo, tales puntos de vista podrían contribuir a rupturas en la civilización, como en España, donde los residentes de un hogar de ancianos fueron abandonados a su suerte y finalmente murieron*". Estos puntos de vista contradicen los valores básicos de nuestra sociedad contenidos en la filosofía de los derechos humanos. Especialmente en una crisis, es importante preservar los valores básicos de nuestra sociedad y proteger los derechos de las personas, especialmente de los más débiles.

Las proposiciones de Ehni y colaboradores son:

- *Proposición 1: los adultos mayores son muy heterogéneos: su salud y funcionamiento son mejores de lo que sugieren los estereotipos negativos.*
- *Propuesta 2: límites de edad para cuidados intensivos y otras formas de atención médica son inapropiados y poco éticos.*
- *Proposición 3: las visiones de déficit masivo de la vejez son peligrosas para los ciudadanos mayores y las sociedades en general: se debe fortalecer la solidaridad intergeneracional.*
- *Proposición 4: es importante resistir la asunción de una actitud paternalista hacia los adultos mayores en la crisis.*
- *Proposición 5: la crisis del COVID-19 exige fomentar el uso de tecnologías modernas de información y comunicación entre los adultos mayores.*
- *Proposición 6: la crisis de la COVID-19 no solo exige lo mejor de la virología, sino también lo mejor de la gerontología para orientar las políticas y comprender las consecuencias de la crisis en general.*

Röhr, Susanne, del Instituto de Medicina Social, Salud Ocupacional y Salud Pública, Facultad de Medicina, Universidad de Leipzig, publica en la BMC Geriatrics, en su artículo sobre el bienestar mental que la población anciana alemana se mantuvo prácticamente inalterado durante el confinamiento por la COVID-19. Muestra los resultados de una encuesta representativa. Destaca que, al igual que otros similares rechazan mediante razones y argumentos la validez de una percepción pública de los adultos mayores débiles y vulnerables, que ha generado debates y un nuevo aumento de la discriminación por edad en el transcurso de la pandemia.

Eva-Marie Kessler, del Departamento de Psicología, MSB Medical School Berlín, en el artículo sobre discriminación por edad durante la pandemia como un problema de salud mental pública, publicado en The Lancet Healthy Longevity, escribe que cuando se menciona a las personas mayores[42] en relación con el COVID-19, se trata de un grupo de riesgo. La representación frecuente de las personas mayores como vulnerables durante la pandemia es, como mínimo, una versión abreviada de la verdad. La edad cronológica más avanzada es, de hecho, un factor de riesgo para la infección por COVID, la gravedad de la enfermedad y la mortalidad. Sin embargo, las personas mayores no son solo un grupo homogéneo de personas indefensas y necesitadas de protección. Es probable que la discriminación por edad de COVID afecte negativamente la salud mental de los adultos mayores. El aislamiento social entre los adultos mayores ha sido durante mucho tiempo un problema de salud pública que se verá exacerbado por las advertencias para que todas las personas mayores, independientemente de su estado de salud, se aíslen. Las restricciones diseñadas para proteger a los vulnerables pueden hacer que algunas personas mayores se sientan como una carga para ellos. Un sentido frustrado de pertenencia y una carga percibida son factores de riesgo de tendencias suicidas. Kessler termina diciendo que se necesita con urgencia investigar sobre la discriminación por edad durante la COVID y sus consecuencias para la salud mental a corto y largo plazo a nivel individual y poblacional, así como sobre los factores moderadores y mediadores que predicen y explican cómo una persona o grupo en

[42] > de 65 años, en este caso

particular reacciona a la discriminación por edad de COVID. Dichos estudios podrían, por ejemplo, capitalizar la infraestructura de los estudios longitudinales en curso.

Mille Viktoria Døssing, del Departamento de Educación y Psicología, Freie Universität Berlin, investiga el envejecimiento hostil y el benévolo, las actitudes polarizadoras hacia los adultos mayores en tuits alemanes relacionados con el COVID-19. Aunque un creciente cuerpo de investigación examinó la discriminación por edad hostil durante la pandemia, la discriminación por edad benevolente recibió menos atención. Basándose en la teoría del contenido del estereotipo y el modelo tripartito clásico de actitudes, el estudio exploró cómo la discriminación por edad benevolente y hostil se refleja en las dimensiones cognitivas, afectivas y conductuales de las actitudes hacia los adultos mayores en los tuits alemanes relacionados con el COVID-19. Se recopilaron y codificaron setecientos noventa y dos tuits alemanes sobre COVID-19 y el envejecimiento mediante el análisis de contenido cualitativo de Mayring[43] con un enfoque predominantemente inductivo. Se utilizaron métodos cuantitativos para identificar los subtemas más prevalentes, así como los cambios en la prevalencia. La mayoría de los tuits, un 60,73 %, contenían actitudes discriminatorias hostiles o benévolas, siendo más frecuente la discriminatoria benévola. Los resultados destacan el efecto polarizador de las redes sociales y su posible contribución al envejecimiento tanto hostil como benévolo en el contexto de COVID-19

[43] El análisis cualitativo de contenido, de Mayring 1983, consiste en un conjunto de técnicas de análisis de texto sistemática

en Alemania. Indican, igualmente, la necesidad de considerar los efectos adversos del edadismo benévolo y el uso de la edad cronológica como factor de riesgo, al diseñar políticas relacionadas con el COVID-19.

Finlandia

Federica Previtali, pertenece al Centro de Investigación de Ciencias Sociales y Gerontología de la Universidad de Tampereen. Ella y su grupo de trabajo examinan, en Journal Of Aging & Social Policy, que no solo hablamos de la propagación del virus, si no, también, de la difusión de la discriminación por edad durante el brote de COVID-19. Durante la pandemia, escriben, nos enfrentamos a una exacerbación de la discriminación por edad, así como a un florecimiento de la solidaridad intergeneracional. En el documento se hace una llamada a los formuladores de políticas para que se abstengan de las prácticas y el lenguaje discriminatorios, ya que exacerban nuestra capacidad para enfrentar la crisis de COVID-19 y futuras emergencias. El grupo de investigadores reflexiona sobre las políticas desarrolladas para frenar la pandemia que podrían incrementar la discriminación por edad y por lo tanto ser perjudiciales para las personas mayores y para toda la sociedad. La discriminación por edad no es un fenómeno nuevo. En el artículo, Previtali y su grupo, desagregan el tema del edadismo en diferentes apartados: Edadismo y el uso de la edad cronológica; Edadismo y distanciamiento físico; Edadismo y desigualdades. Concluyen que la discriminación por edad y la práctica de la discriminación por edad han sido perjudiciales durante el brote de COVID-19 cuando se necesita un esfuerzo colectivo. Por último, nos alientan a ser sensibles a la discriminación por edad durante este momento crítico y dejar que prevalezca la ayuda y la solidaridad intergeneracional.

Previtali publica otros dos artículos, de temáticas y contenidos muy similares: *La discriminación por edad en la vida laboral: una revisión del alcance de los enfoques discursivos*, publicado en Gerontologist, y *La discriminación por edad en las entrevistas de trabajo: formas discretas de construir co-membresía a través de la categorización por edad*, este publicado en Discourse Studies.

Suecia

Atiqur Rahman del Departamento de Cultura y Sociedad, División de Envejecimiento y Cambio Social de la Universidad de Linkoping en Norrkoping, analiza la definición de un grupo de riesgo y discriminación por edad en la era de COVID-19. Lo hace en un artículo publicado en la Journal of Loss & Trauma. Al clasificar a los adultos mayores, según la edad cronológica, como un grupo de mayor riesgo de enfermedad por coronavirus, 2019 es inaceptable e injusto, lo que podría reforzar la discriminación por edad. Este enfoque por edad puede acelerar el riesgo de aislamiento social y niveles elevados de angustia psicosocial. Además, y en general el cálculo del número que se genera simplemente a partir de la tasa de letalidad seguramente desorientará los indicadores de la trayectoria de la epidemia y conducirá a otra infodemia. Por lo tanto, la transparencia en la difusión de noticias, las condiciones de salud subyacentes y las diferencias culturales de los adultos mayores son aspectos esenciales a la hora de definir un grupo de riesgo.

Noruega

Roger André, Søraa, del Departamento de Neuromedicina y Ciencias del Movimiento, Facultad de Medicina y Ciencias de la Salud, Universidad Noruega de Ciencia y Tecnología en Trondheim, publica en Europes Journal of Psychology, una editorial sobre la otredad y la despriorización de la vida de los adultos mayores y los discursos discriminatorios durante la pandemia de COVID-19. La pandemia de COVID-19 está mostrando otros discursos demográficos preocupantes. En el caso de los adultos mayores en particular, hay temas preocupantes sobre los que se debe aclarar. Se brindan perspectivas de tres países: Noruega, Italia y Estados Unidos. Ofrecen cuatro temas de discusión que se pueden utilizar para comprender mejor otros discursos de la pandemia de COVID-19, así como posibles desastres futuros.

Hungría

Eva Berde, Corvinus University of Budaepst, y sus colaboradores, publican en Regional Science Policy & Practice, analizan, en el entorno laboral, la paradoja de la discriminación por edad durante la pandemia en Hungría, Túnez y Uzbekistán. Las consecuencias del envejecimiento de la población en todo el mundo han requerido cambios en las políticas que animen a las personas a permanecer más tiempo en la fuerza laboral. Encontrar un trabajo depende de dos condiciones: la voluntad de trabajar y las decisiones de los empleadores. Sin embargo, la pandemia de COVID-19 creó circunstancias especiales que afectaron negativamente la percepción de los trabajadores mayores. Las personas mayores eran particularmente vulnerables a la enfermedad, lo que justificaba la acción del gobierno para protegerlos pero al mismo tiempo provocaba resentimiento entre los jóvenes. Realizaron una encuesta de cuestionario en línea en julio y agosto de 2020 entre los ciudadanos de Hungría, Túnez y Uzbekistán. La investigación tuvo como objetivo determinar el alcance general de la discriminación por edad durante la pandemia de COVID. Los encuestados debían poseer al menos un título universitario, es decir, ser potencialmente aptos para el puesto de gerente de recursos humanos. Los resultados de la encuesta revelaron solo bajos niveles de discriminación por edad debido al llamado sesgo de deseabilidad social. Aun así, las respuestas de los participantes reflejaron las características de la discriminación por edad en relación con sus respectivos países y condiciones de vida. Las pequeñas variaciones en las respuestas también fueron suficientes para proporcionar esta información útil. Se utilizó el modelo de ecuaciones estructurales para obtener resultados.

República Checa

Lucie Galcanova Batista, de la Facultad de Estudios Sociales, Universidad Masaryk en Brno, publica, con un enfoque reflexivo hacia la ética de la investigación durante la pandemia de COVID-19, una investigación sobre el envejecimiento en tiempos de pandemia, en la revista Ageing & Society. El brote de COVID-19 ha tenido un impacto significativo en las sociedades y la vida de las personas en todo el mundo. En este artículo, se aborda el impacto de la pandemia y las medidas de protección en la investigación científica social empírica sobre el envejecimiento a través de la lente de los momentos éticamente importantes. Muchos investigadores que se centran en el envejecimiento se enfrentan a algunas preguntas difíciles: ¿Cómo y en qué condiciones podemos continuar con la investigación empírica sin poner en riesgo a los participantes de la investigación y a nosotros mismos? En primer lugar, identificamos sistemáticamente las dimensiones y desafíos clave que han dado forma a la investigación científica social durante los bloqueos asociados con la pandemia de COVID-19: fragmentación, fluidez, ambigüedad e incertidumbre. Luego, utilizando los conocimientos de dos proyectos de investigación internacionales, ilustramos y reflexionamos críticamente sobre los momentos éticamente importantes y los dilemas prácticos que han resultado de estos desafíos pandémicos al investigar con y sobre adultos mayores.

Jaroslava Hasmanová Marhánková de la Facultad de Ciencias Sociales, Universidad Charles en Praga, analiza el edadismo, las divisiones de edad y envejecimiento en tiempos de crisis y reflexiona sobre el impacto social de la pandemia de COVID-19. La edad cronológica es un factor significativo que influye tanto en la experiencia de riesgo como en el impacto de la pandemia en la vida diaria. Estos artículos discuten cómo la edad cronológica y la categoría de persona mayor fueron abordadas en las políticas sociales y de salud y los discursos en torno al brote de COVID-19. Hasmanová examina cómo estos procesos pueden afectar la posición de las personas mayores en la sociedad y las relaciones entre las diferentes generaciones. El artículo se centra en cuatro argumentos principales. En primer lugar, señala que la edad cronológica se estableció como un vector significativo que define la posición humana en la sociedad durante la pandemia. En segundo lugar, argumenta que la pandemia de COVID-19 tiene el potencial de acelerar las divisiones por edad en nuestras sociedades y puede contribuir al crecimiento de las representaciones de edad. En tercer lugar, la forma en que se movilizó y representó la edad en los debates en torno a la situación de la pandemia también ha tenido un impacto en la solidaridad intergeneracional y puede reforzar el antagonismo entre generaciones. En cuarto lugar, la pandemia de COVID-19 expuso algunos problemas estructurales clave en el campo del cuidado de los ancianos y las actitudes paternalistas que persisten en relación con las personas mayores. La segunda parte del artículo analiza los posibles desafíos relacionados con la discriminación por edad, el bienestar de las personas mayores y el cuidado de los ancianos que deben ser abordados por la gerontología (social) y las ciencias sociales y que se han exacerbado aún más (no solo) en la contexto de la pandemia del COVID-19.

Rumania

Alexandra Gherman Mihaela, Departamento de Psicología y Ciencias de la Educación, Universidad Alexandru Ioan Cuza, publica en en Ethics & Behavior sobre e Edadismo y angustia moral en enfermeros que atienden a pacientes mayores. El estudio exploró la influencia de la discriminación por edad en el cuidado de la salud en la angustia moral de las enfermeras. Se realizaron entrevistas episódicas a 25 enfermeras rumanas en 2020. El análisis temático reveló que todas las fuentes de angustia moral reportadas reflejaban discriminación por edad a nivel macro, meso y micro, benevolente y hostil, auto dirigida o dirigida a otros, incluidos los estereotipos, los prejuicios y la discriminación de pacientes mayores. Las medidas de discriminación por edad relacionadas con la pandemia de COVID-19 aumentaron la discriminación por edad en la atención médica y transformaron en consecuencia las representaciones de las enfermeras sobre los pacientes mayores. Las enfermeras sintieron un conflicto moral tanto cuando presenciaron pasivamente actos de discriminación por edad como cuando los perpetraron para adherirse a las normas del grupo, lo que destaca la necesidad de combatir la discriminación por edad para el bienestar tanto de los pacientes como de las enfermeras.

En un estudio transversal de la misma autora, publicado en Nurse Education Today, investiga sobre Edadismo, sensibilidad moral e intenciones de estudiantes de enfermería de trabajar con personas mayores. Las intenciones de los estudiantes de enfermería de trabajar con personas mayores son bajas, a pesar de la necesidad mundial de enfermería gerontológica, siendo el envejecimiento el principal culpable. Rumanía carece de legislación para prevenir y combatir el abuso de personas mayores en la atención médica, aunque se alega que está muy extendido entre el personal de enfermería. También hay una falta de investigación sobre la discriminación por edad de los estudiantes de enfermería hacia las personas mayores y las intenciones de trabajar con ellos. Dado que la discriminación por edad entra en conflicto con la ética de enfermería, la autora y sus colaboradores esperan que la sensibilidad moral reduzca la discriminación por edad y aumente la intención de trabajar con personas mayores, al mismo tiempo que modera otras influencias socio-psicológicas. Debido a que la discriminación por edad y la intención de trabajar con personas mayores se predicen en gran medida por las mismas variables, planteamos la hipótesis de que la discriminación por edad puede funcionar como un mediador. Finalmente, exploramos la discriminación por edad entre los estudiantes de enfermería rumanos y sus predictores de una manera culturalmente sensible. Se trata de un estudio transversal, de tipo encuesta descriptiva. El edadismo medió las relaciones entre las intenciones de los estudiantes de trabajar con personas mayores y el conocimiento sobre el envejecimiento, la ansiedad por el envejecimiento, la calidad del contacto intergeneracional, las actitudes hacia el propio envejecimiento y la sensibilidad moral. La sensibilidad moral disminuyó la discriminación por edad y aumentó la intención, mientras que moderó la influencia de la calidad del contacto, la ansiedad ante la muerte y el envejecimiento, las actitudes hacia el propio envejecimiento y el conocimiento del envejecimiento sobre la discriminación por edad. Además, moderó la influencia del control conductual percibido sobre la intención. La integración de la capacitación en sensibilidad moral en los planes de estudios de enfermería podría disminuir la discriminación por edad en los estudiantes de enfermería y aumentar su intención de trabajar con personas mayores, proporcionando una estrategia eficiente y de bajo costo para ayudar a los estudiantes a considerar la enfermería gerontológica para el avance profesional.

Croacia

Mira Lulic, Instituto de Derechos Humanos de la Facultad de Derecho de Osijek, escribe en Experiences and Challenges, sobre los retos de la protección de los derechos de las personas mayores en Croacia con especial énfasis en la pandemia del Covid-19, con un enfoque estratégico al envejecimiento de la población. Con las tendencias de envejecimiento demográfico claramente expresadas en esta era moderna, la protección legal de las personas mayores se ha vuelto compleja y exigente. El número de personas mayores está creciendo continuamente y es el más rápido de todos los demás grupos de población. Es un grupo muy heterogéneo cuyos miembros y sus necesidades son muy diversas. A pesar de la creciente relevancia de este tema, la terminología utilizada para referirse a las personas mayores aún es desigual y muchas veces inadecuada. No existe una definición generalmente aceptada ni precisa de una persona mayor. La protección jurídica de las personas mayores a nivel internacional es aún insuficiente. Aún no se ha adoptado un tratado internacional sobre la protección de los derechos de las personas mayores. Esta protección se basa en la protección general de los derechos humanos y en varios instrumentos internacionales no vinculantes. En la República de Croacia, la protección de las personas mayores se basa en varias normas de diversos sectores. Se advierte que los problemas en el ejercicio de sus derechos son diversos. Los mayores problemas a los que se enfrentan las personas mayores en la República de Croacia caen dentro del ámbito de la pobreza y la exclusión social, los cuidados a largo plazo, la atención de la salud, diversas formas de violencia, la discriminación por edad, el estigma y la discriminación. Además de todos estos problemas complejos y dolorosos y de la crisis económica que la mayoría de los países han estado atravesando en los últimos años, se ha producido un deterioro dramático adicional en el estado y los derechos de las personas mayores con la pandemia de Covid0-19. Los problemas que enfrentaban las personas mayores en ese momento en tales circunstancias se han exacerbado aún más. Por lo tanto, las personas mayores han estado expuestas a un mayor riesgo de enfermedad grave y muerte y los problemas relacionados con la libertad de movimiento en general, el acceso a los servicios sociales y de salud, el acceso a la información y la exposición a la discriminación por edad.

Rusia

Elena Bogdanova, del Departamento de Sociología, Universidad Europea de San Petersburgo, escribe sobre la crisis del proyecto neoliberal de envejecimiento durante la pandemia del COVID-19: de la actividad obligatoria al aislamiento obligatorio. Publicado en Journal of Adult Protection, el artículo tiene como objetivo considerar cómo la situación de la pandemia de COVID-19 cuestiona el proyecto neoliberal de envejecimiento, basado en una noción de persona mayor sana, activa y trabajadora. Una lucha a largo plazo para incluir a las personas mayores ha sido reemplazada (temporalmente) por una lucha para excluirlos. Este parece ser uno de los puntos sensibles más sensibles de la crisis del coronavirus y uno de los desafíos más serios para las políticas sociales y los sistemas de bienestar en todo el mundo. El propósito de este documento es considerar dónde estaban los conceptos de envejecimiento y la acción sobre el envejecimiento justo antes de la crisis y cómo puede ser su desarrollo futuro. Este artículo ofrece una revisión crítica de las principales concepciones basadas en el proyecto neoliberal del envejecimiento. El principio fundamental del proyecto neoliberal del envejecimiento, que se había formado en la encrucijada de la teoría y la política social a lo largo de décadas, se volvió vulnerable frente a la pandemia de COVID-19. El nuevo envejecimiento forzado revela su naturaleza represiva al garantizar la seguridad de las personas mayores frente a la exposición, su retiro del trabajo y el aislamiento. La teoría enfrenta ahora nuevos desafíos de engranar un actor neoliberal –activo, independiente y productivo– con una persona mayor en aislamiento, que necesita protección, de re conceptualizar la exclusión social de las personas mayores en una situación en la que la exclusión se equipara a la seguridad, de resolver un dilema entre el aislamiento y el respeto de los derechos humanos y de seguir avanzando en la lucha contra la edad. Este trabajo presenta un panorama de las principales concepciones que subyacen al proyecto neoliberal de envejecimiento. Tiene como objetivo designar las vulnerabilidades del proyecto, las cuales fueron reveladas bajo la situación de pandemia. Un mayor desarrollo de la discusión necesita un análisis detallado de las concepciones teóricas del envejecimiento. El debate teórico refleja la política de envejecimiento. La discusión de los problemas teóricos de la discriminación por edad, la exclusión social, la protección de las personas mayores y la compulsión son necesarias para mejorar la política social del envejecimiento. Cuando el proyecto neoliberal de envejecimiento choca con la realidad con la realidad, los autores lo reconocen como una crisis. Mueve a la sociedad, y especialmente a las personas mayores, a la situación de incertidumbre. Este trabajo llama a la discusión ya la búsqueda de un nuevo equilibrio entre las generaciones de una sociedad. Este artículo se apoya en el debate actual sobre el proyecto neoliberal de envejecimiento y responde inmediatamente a la situación de pandemia. Ahora se hicieron visibles los problemas conceptuales en las teorías del envejecimiento y los proyectos de políticas, y los autores suponen que es hora de iniciar esta discusión.

Serbia

Sanja Ivic, Investigadora Principal, Instituto de Estudios Europeos, Serbia, escribe en Trans-Form-Acao, sobre el reconocimiento de los adultos mayores como grupo social heterogéneo. Los derechos humanos de los adultos mayores aún no están suficientemente desarrollados. Este documento explorará cómo los derechos de los adultos mayores están regulados por la legislación europea y si la legislación europea reconoce suficientemente a los adultos mayores como un grupo social heterogéneo. La población de la Unión Europea está envejeciendo. Según los informes de la Comisión Europea, la discriminación por edad en Europa está muy extendida. Por lo tanto, se debe transformar el concepto de trabajo y sistema de retiro, así como la percepción de los adultos mayores. La discriminación contra los adultos mayores y diversas formas de desigualdad se ven amplificadas por la pandemia del COVID-19.

Israel

Liat Ayalon, Escuela de Trabajo Social Louis y Gabi Weisfeld, Universidad Bar Ilan, examina, en una editorial en Journals of Gerontology Psychological Sciences, cómo evitar la discriminación por edad y fomentar la solidaridad intergeneracional. Entre otras aportaciones comenta que con la pandemia ha habido un brote paralelo de discriminación por edad. Además, la discriminación por edad, que incluye estereotipos negativos sobre la edad, puede tener efectos perjudiciales a nivel social. Por ejemplo, en términos de costos de atención médica, la discriminación por edad puede tener costos económicos sustanciales para los países, lo que podría agravar las tensiones económicas de la pandemia. Actualmente vemos un surgimiento mundial y en toda regla de la discriminación por edad y la división intergeneracional. En momentos de escasez de recursos, es probable que surjan conflictos intergrupales. La situación de emergencia actual es exactamente el momento en que más necesitamos la solidaridad social e intergeneracional. En la actualidad no está nada claro cómo se puede explicar la asociación entre la edad avanzada y la gravedad de los síntomas y la mortalidad por el COVID-19. La profesora Ayalón, publica otros artículos que relacionan edadismo y pandemia por Covid-19: *La discriminación por edad y el estado de las personas mayores con condiciones mentales durante la pandemia y más allá: manifestaciones, etiología, consecuencias y direcciones futuras*, publicado en American Journal of Geriatric Psychiatry. Destacamos, también, un comentario en la International Psychogeriatrics sobre la discriminación por edad en la era del brote de

COVID-19; el título, traducido, es muy expresivo: "*No hay nada nuevo bajo el sol: discriminación por edad y tensión intergeneracional en la era del brote de COVID-19*". En un artículo de investigación, en Plos One, Ayalon escribe sobre las medidas de discriminación por edad auto dirigida y dirigida a otros y preocupaciones sobre las consecuencias para la salud de COVID-19 y los resultados de una muestra representativa a nivel nacional de israelíes mayores de 50 años. En "*Edad y preocupaciones relacionadas con las consecuencias para la salud de covid-19*", publicado en Innovation in Aging, revista de acceso abierto de La Sociedad Gerontológica de América

Otros artículos de la profesora Ayalón tratan de la *discriminación por edad desde una perspectiva intercultural: resultados de una encuesta nacional de israelíes mayores de 50 años* y *¿Combatir la discriminación por edad a través de la encarnación virtual? Uso de medidas explícitas e implícitas*, publicados ambos en International Psychogeriatrics; el papel de la discriminación por edad en las preocupaciones sobre el cambio climático y la voluntad de actuar, publicado en Journal of Applied Gerontology. Por último una revisión sistemática sobre escalas de discriminación por edad existentes, publicada en Ageing Research Reviews.

Bergman, Yoav S. de la Facultad de Trabajo Social Ashkelon, en International Psychogeriatrics, escribe un artículo breve sobre preocupaciones de salud y síntomas de ansiedad de COVID-19 entre adultos mayores: el papel moderador de la discriminación por edad. Durante la pandemia de la enfermedad por coronavirus 2019, muchas sociedades han demostrado un aumento de las actitudes discriminatorias por edad, alentando a los adultos mayores a distanciarse de la sociedad. El estudio examinó el papel moderador del envejecimiento relacionado con COVID-19 en la conexión entre las preocupaciones de salud de COVID-19 y los síntomas de ansiedad entre los adultos mayores Se recopilaron datos de 243 adultos mayores, rango de edad 60–92 y media de 69,75, quienes completaron escalas que evaluaban preocupaciones de salud y discriminación por edad relacionadas con COVID-19, así como síntomas de ansiedad. Los resultados demostraron que tanto las preocupaciones por la salud como la discriminación por edad se asociaron positivamente con los síntomas de ansiedad. Además, la conexión entre las preocupaciones por la salud y los síntomas de ansiedad fue más pronunciada entre los adultos mayores con altos niveles de discriminación por edad. El estudio destaca la vulnerabilidad de los adultos mayores en general, y de los adultos mayores discriminatorios en particular, a las consecuencias negativas de los problemas de salud relacionados con la COVID-19, y enfatiza el papel del aumento de la postura discriminatoria de la sociedad durante la pandemia en este sentido. El estudio destaca cómo el aumento de la discriminación por edad durante la pandemia de COVID-19 plantea dificultades adicionales para los adultos mayores, más allá de las preocupaciones comprensibles y la incertidumbre que todos enfrentamos. Si bien la investigación ha abordado el efecto de la COVID-19 en los adultos mayores, hasta donde sabemos, este es el primer intento de examinar la conexión entre las preocupaciones sobre la salud, los síntomas de ansiedad y la discriminación por edad en los adultos mayores en el contexto de la pandemia. En otros dos artículos, el profesor Bergman, escribe sobre Edadismo, percepciones personales y de otros sobre la conciencia de la edad, y su efecto interactivo sobre el envejecimiento acelerado subjetivo y Edadismo y malestar psicológico en adultos mayores, papel moderador de la autoestima y la imagen corporal, ambos en publicados en Journal of Applied Gerontology.

Shiovitz-Ezra S, Escuela Paul Baerwald de Trabajo Social y Bienestar Social, Universidad Hebrea de Jerusalén, publica, con el citado Ayalon y sus colaboradores, en Journal of Applied Gerontology, un trabajo sobre los efectos a corto y mediano plazo de la discriminación por edad en la soledad experimentada durante la pandemia de COVID-19. La soledad, común en la vejez, puede atribuirse en parte al envejecimiento. El estudio exploró el efecto a corto y mediano plazo de la discriminación por edad en la soledad experimentada durante la pandemia de COVID-19 utilizando datos prospectivos derivados de la muestra israelí de la Encuesta de Salud, Envejecimiento y Jubilación en Europa, N = 553. La discriminación por edad se midió antes del brote de COVID-19 y la soledad en el verano de 2020 y 2021. También probaron las diferencias de edad en esta asociación. Tanto en el modelo 2020 como en el 2021, la discriminación por edad se relacionó con una mayor soledad. Esta asociación siguió siendo significativa después de ajustar una serie de variables demográficas, de salud y sociales. En el modelo 2020, también encontramos que la asociación positiva entre discriminación por edad y soledad fue significativa solo en personas mayores de 70 años. Se discuten los resultados con referencia a la pandemia de COVID-19, que llamó la atención sobre dos fenómenos sociales globales: la soledad y la discriminación por edad.

Localizamos y traemos a este trabajo dos documentos de ***Perla Werner,*** del Departamento de Salud Mental Comunitaria, Universidad de Haifa. En primer lugar citamos una revisión de alcance de estudios empíricos sobre las características conceptuales y metodológicas de la discriminación por edad durante COVID-19, publicada en la revista Gerontologist. Los medios impresos y sociales, así como las plataformas profesionales y académicas, han discutido ampliamente la proliferación de la discriminación por edad durante la pandemia de la enfermedad por coronavirus 2019. Sin embargo, comenta Werner, ningún estudio ha examinado sistemáticamente el conjunto de conocimientos sobre el tema. Enmarcado en torno a las características de la discriminación por edad en general, el objetivo de esta revisión fue identificar y caracterizar los fundamentos conceptuales y metodológicos de la literatura global, revisada por pares y empírica sobre la discriminación por edad durante COVID-19. Realizaron una revisión de alcance de acuerdo con las pautas de Elementos de informe preferidos para revisiones sistemáticas y metanálisis, PRISMA[44], utilizando PubMed, CINAHL, AgeLine y PsycINFO. Se incluyeron artículos cuantitativos y/o cualitativos, en inglés y revisados por pares. Treinta y seis artículos que examinaron la discriminación por edad durante la pandemia de COVID-19 cumplieron con los criterios de inclusión. La mayoría fueron cuantitativos, 64% y transversales, 81%. Los estudios sobre la discriminación por edad durante

---

[44] Una guía actualizada para la publicación de revisiones sistemáticas

la COVID-19 tuvieron problemas de conceptualización y medición similares a los anteriores a la pandemia. Los estudios empíricos no encontraron que la discriminación por edad durante COVID-19 fuera un fenómeno único, como lo sugirieron los medios. Se necesitan más estudios teóricamente sólidos y metodológicamente rigurosos, que utilicen diseños longitudinales y medidas únicas validadas para examinar este fenómeno único. Werner destaca en sus conclusiones que, desde su pregunta inicial, *¿Es la discriminación por edad durante COVID-19 como se refleja en la literatura publicada diferente que la discriminación por edad en general?*, la respuesta es no. Casi no hay diferencias teóricas ni metodológicas, ni diferencias en prevalencia, correlatos y consecuencias. Entonces, ahora la pregunta es: *¿los estudios que revisamos no capturan la imagen completa de la discriminación por edad durante la pandemia? ¿Subestiman sus niveles y consecuencias: tanto negativas como positivas? ¿O los medios laicos y grises sobre la discriminación hacia las personas mayores durante la pandemia exageran su manifestación y prevalencia, especialmente hacia las personas mayores?* Para responder a estas preguntas, y a medida que continúa la pandemia, necesitamos estudios que sean más sólidos teóricamente y metodológicamente rigurosos, que utilicen diseños longitudinales y medidas únicas validadas. Solo entonces podremos avanzar y proporcionar a los responsables políticos y profesionales la información necesaria para el desarrollo de intervenciones enfocadas y exitosas para reducir las consecuencias negativas y aumentar las positivas de la discriminación por edad durante los desastres naturales.

En segundo lugar, la publicación en la revista Maturitas, en la que investiga y comparte los resultados de la discriminación por edad hacia las personas mayores y jóvenes a raíz del brote de COVID-19. El estudio subraya la necesidad de examinar este tema con urgencia antes de que dicha discriminación por edad se traduzca en discriminación en diferentes contextos, como la salud, el trabajo y otros.

Hanna Köttl, directora de programa e investigadora de la Universidad IMC de Ciencias Aplicadas de Krems. Köttl publica, en The Journal of Aging Studies, un artículo sobre la discriminación por edad interiorizada, una barrera para el uso de la tecnología. La pandemia de COVID-19 ha puesto de relieve cómo la tecnología de la información y la comunicación cotidiana, EICT[45], por sus siglas en inglés, como la banca en línea, las compras electrónicas o el correo electrónico, son esenciales para que las personas de todas las edades mantengan el compromiso con la actividad, la salud y el bienestar. Sin embargo, los adultos mayores a menudo son retratados estereotipadamente como incapaces, tecnofóbicos o no dispuestos a participar en EICT, el estudio exploró cómo los estereotipos de edad en el contexto de EICT se construyen y perpetúan a través de entornos desempoderadores y discriminatorios. Se aplicó un enfoque cualitativo, realizando entrevistas semiestructuradas en los hogares de los participantes. Los datos se analizaron siguiendo los principios del análisis de contenido cualitativo, aplicando tanto la categorización deductiva como la codificación inductiva. La discriminación por edad internalizada parecía ser un elemento omnipresente en las

[45] TIC

narrativas de los adultos mayores sobre el no uso de EICT. La directora Kötti reclama, en su investigación, diseños de tecnología inclusivos, entornos de aprendizaje de EICT sin discriminación por edad y campañas de concientización sobre el aprendizaje permanente para ayudar a cerrar la brecha digital y garantizar experiencias de envejecimiento óptimas para las personas mayores.

Otros autores israelitas que tratan temas pertientes a nuestro relato son: ***Clarfield, A. Mark***, del Centro para la Salud Global y la Facultad de Medicina para la Salud Internacional, Facultad de Ciencias de la Salud, Universidad Ben-Gurion, que publica en Israel Journal of Health Policy Research, sobre Edad, envejecimiento, discriminación por edad y "envejecimiento" en la era de la COVID-19: derechos y obligaciones relacionados con las personas mayores en Israel observados a través de la lente de la ética médica y ***Ella Cohn-Schwartz***, profesora de la Universidad Ben-Gurion del Negev, que publica en Journal of Social Issues una evidencia longitudinal de adultos estadounidenses mayores de 55 años sobre las percepciones de discriminación por edad social y disminución de la memoria subjetiva durante la pandemia de COVID-19.

Turquía

Demirta-Madran, de la Universidad de Baskent, Facultad de Comunicación en Ankara, propone una discusión recomendaciones para el edadismo durante la pandemia de Covid-19. La discriminación asociada con la pandemia se ha observado en todo el mundo. Además de las consecuencias negativas que enfrentan las personas a las que se dirigen, la discriminación relacionada con la pandemia ha afectado la propagación del virus al influir en las actitudes públicas hacia la prevención de enfermedades y las restricciones impuestas por las autoridades. La discriminación hacia los extranjeros, las minorías y ciertos grupos religiosos, por ejemplo los musulmanes, aumentó durante este período. No se observó, con la atención necesaria, cómo la discriminación por edad se extendía rápidamente y se hacía más visible que nunca. Reconociendo que el Covid-19 representa un mayor riesgo para las personas mayores de cierta edad, varios países implementaron restricciones específicas para esos grupos de edad. Sin embargo, esta práctica resultó en el surgimiento de problemas que no fueron considerados inicialmente, especialmente la escalada del envejecimiento. Este estudio examina la discriminación por edad durante la pandemia de Covid-19 con base en las principales teorías y la investigación actual. En primer lugar, se definen en detalle la discriminación y la discriminación por edad. Luego, se discute la discriminación por edad relacionada con la pandemia en el marco de los enfoques teóricos básicos. Finalmente, se presentan recomendaciones para prevenir la discriminación por edad relacionada con la pandemia y en general.

Altin, Zeynep; Hospital de Investigación y Capacitación de Tepecik de la Universidad de Ciencias de la Salud de Izmir, publica en Aging Clinical and Experimental Research un trabajo sobre sobre actitudes de los profesionales de la salud hacia los pacientes mayores durante la pandemia de COVID-19. Las percepciones y actitudes de los profesionales de la salud hacia un determinado grupo de la sociedad se encuentran entre los factores que afectan la calidad del servicio de salud. El estudio tuvo como objetivo investigar las actitudes de médicos y enfermeros sobre la discriminación por edad en la pandemia de COVID-19. En el estudio se constató que la mayoría de los participantes habían trabajado durante más tiempo en servicios de hospitalización y unidades de cuidados intensivos, donde el tema del triaje fue el tema más discutido durante la pandemia. Un promedio del 75% de los participantes afirmó no presenciar ninguna actitud discriminatoria en la atención de salud brindada.

Australia

Lindy Clemson, que pertenece a la Escuela de Ciencias de la Salud de Sídney de la Facultad de Medicina en Nueva Gales del Sur publica, en Australian Occupational Therapy Journal, un estudio sobre la relevancia, resiliencia y discriminación por edad: un futuro brillante para la terapia ocupacional y el envejecimiento saludable. Nuestros valores profesionales centrales han sido perdurables y notablemente relevantes para las décadas pasadas y el presente. Nuestros valores aseguran la vigencia de nuestra contribución profesional, nuestra resiliencia, preparación y adaptabilidad para enfrentar los desafíos a medida que avanzamos hacia la próxima década y más allá. Comentando una conferencia de la experta australiana en terapia ocupacional, Sylvia Docker, se basa, el autor, en su experiencia profesional de la práctica y la investigación académica para examinar esta premisa. El aislamiento social durante la pandemia de COVID-19 nos dio a todos una imagen de lo que experimentan nuestros clientes de manera duradera y los desafíos de mantener estilos de vida saludables, ocupaciones significativas y roles de vida. Uno de los mayores retos de la población de este siglo es el envejecimiento saludable y el impacto que tiene la discriminación por edad en la salud. Vivimos en una sociedad que es discriminatoria por edad, y tal pensamiento cultural impacta nuestras creencias y expectativas como lo hace para los mismos adultos mayores. Como terapeutas ocupacionales, escribe Clemson, nos esforzamos por mantener nuestra relevancia e impulsamos un cambio transformador mediante el uso de enfoques basados en evidencia basados en investigaciones y la adopción de programas habilitadores que satisfagan las necesidades de las personas que envejecen. Si bien destacamos en los enfoques habilitadores y terapéuticos, no somos inmunes a la discriminación por edad. Estar expuestos a puntos de vista discriminatorios a lo largo de nuestras vidas significa que los interiorizamos y creemos que el envejecimiento es un proceso de declive. Hay ejemplos de evidencia y enfoques emergentes que enfrentarán estos desafíos y formas de reformular el pensamiento discriminatorio por edad. Los valores de la terapia ocupacional de trabajar con las fortalezas de las personas, lo que pueden hacer, indican que estamos en una buena posición para participar y brindar liderazgo en las opiniones sociales en movimiento. Abordar la discriminación por edad requiere autorreflexión y acción para ser parte del cambio de la narrativa sobre el envejecimiento.

Joanne Brooke, Profesora de Enfermería de la Universidad de la Ciudad de Birmingham publica, en Journal of Clinical Nursing, sobre aislamiento, riesgo y discriminación por edad. A nivel internacional, las autoridades sanitarias y los gobiernos advierten a las personas mayores que corren un mayor riesgo de sufrir enfermedades más graves y posiblemente mortales asociadas con la COVID-19. Por lo tanto, la recomendación global para las poblaciones mayores incluye el aislamiento social, que implica quedarse en casa y evitar el contacto con otras personas, posiblemente por un período de tiempo prolongado, que actualmente se estima entre tres y cuatro meses.

La revista Australasian Journal on Ageing, publicó un artículo de ***Cassie Curryer,*** de la Universidad de Newcastle, sobre los costos de la discriminación por edad y discriminación y COVID-19. Menciona un editorial de Malta y Doyle[46] en el que destacó las contribuciones a la revista que exploraron la discriminación por edad, que clasificaron a través de la lente de los tres constructos de la discriminación por edad de Butler[47]: actitudes y creencias; conductual; y políticas y prácticas. Llegaron a la conclusión de que la discriminación por edad sigue siendo un problema destacado en Australia y pidieron más investigaciones que examinen la discriminación por edad y la discriminación por edad, incluidas las políticas, y los estudios legales, mediáticos, artísticos e históricos. Durante COVID-19, la peligrosidad y la insidiosidad de la discriminación por edad han sido muy evidentes en la prestación de atención, las respuestas políticas y los debates políticos y de los medios.

---

[46] Malta S, Doyle C. Mental health and well-being in older people: Butler's three constructs of ageism in Australasian Journal on Ageing. Australasian Journal on Ageing. 2016;35(4):232-5.

[47] Judith Pamela Butler es una filósofa materialista y posestructuralista judeo-estadounidense que ha realizado importantes aportes en el campo del feminismo, la filosofía política y la ética, y ha sido una de las teóricas fundacionales de la teoría queer

En la prestación de atención, esto se ha visto en el cuestionamiento del abandono y las muertes resultantes de personas mayores en centros de atención a largo plazo o para personas mayores, y los debates en curso sobre la ética de negar atención y apoyo vital a personas mayores diagnosticadas con COVID-19. El cambio sistémico es posible. Requiere dedicación y esfuerzo por parte de las instituciones sociales y los actores locales, nacionales e internacionales, desde las Naciones Unidas hasta los individuos. Esto debería incluir la implementación de estrategias basadas en evidencia, emprender y apoyar más investigaciones sobre discriminación por edad y una conciencia generalizada y un cambio de actitud hacia la edad, el envejecimiento y la vejez.

Nueva Zelanda

Localizamos dos documentos de ***Diana Amundsen***, Escuela de Educación, Universidad de Waikato, Tauranga Nueva Zelanda. La autora analiza el encuadre gerontológico crítico de la persistente discriminación por edad en los medios de noticias en línea de Nueva Zelanda; en el segundo, un análisis crítico de la discriminación por edad duradera durante COVID en los medios de noticias en línea de Nueva Zelanda, sobre cómo afecta ser llamado anciano afecta el desarrollo de los adultos. Están publicados en Journal of Aging Research y en Journal of Adult Development, respectivamente. Ambos tienen características muy similares. Presentan un análisis de marco gerontológico crítico de cómo y por qué el término anciano se usa actualmente en los artículos de los medios de comunicación en línea en Nueva Zelanda, y las posibles consecuencias de tales construcciones. Los artículos contribuyen a los debates conceptuales sobre el envejecimiento y la investigación de la vida posterior al cuestionar las prácticas mediáticas discriminatorias. Se analizan artículos de medios de comunicación en línea en Nueva Zelanda durante un período de 18 meses antes, durante y después de COVID. Los hallazgos revelaron que ancianos se enmarcaba como impotente, en mensajes estereotipados predominantemente negativos, 74% de los datos, sobre adultos mayores. Los estereotipos positivos restantes, 26 %, utilizaron un encuadre de impacto humano. Las narrativas de los ancianos como vulnerables, en declive y como una carga pueden depender de varios factores, incluido el papel de los medios de comunicación tanto en la construcción como en el reflejo de las actitudes y acciones sociales discriminatorias hacia los adultos mayores. Se dan recomendaciones para apoyar el replanteamiento de las actitudes sociales hacia la igualdad de edad a través de un lenguaje respetuoso y no discriminatorio.

México

Maria Renee Jimenez-Sotomayor, Facultad de Medicina, de la Universidad de Sonora, en Hermosillo, puclicó en Journal of the American Geriatrics Society, sobre Coronavirus, discriminación por edad y Twitter. Desde que en marzo de 2020, la Organización Mundial de la Salud declarara la enfermedad por coronavirus 2019 como una pandemia, se observaron altas tasas de morbilidad y mortalidad de COVID-19 entre los adultos mayores y se han informado ampliamente tanto en los medios tradicionales como en las redes sociales. El objetivo de este estudio fue analizar los tuits relacionados con el COVID-19 y los adultos mayores, e identificar el contenido discriminatorio por edad. Obtuvieron, los autores, una muestra representativa de tweets originales que contenían las palabras clave ancianos, mayores y/o boomer más los hashtags "#COVID19" y/o "#coronavirus". Tweets publicados entre el 12 y el 21 de marzo de 2020. La mayoría de los tuits relacionados con el COVID-19 y los adultos mayores contenían opiniones personales, relatos personales y chistes. Casi una cuarta parte de los tuits analizados tenían contenido discriminatorio o potencialmente ofensivo hacia los adultos mayores.

Chile

Maggie Campillay Campillay, Profesora asociada del Departamento de Enfermería de la Universidad de Atacama, escribe en Acta Bioethica, sobre la discriminación por edad como fenómeno sociocultural invisible que afecta y excluye el cuidado de las personas mayores. El edadismo en la vejez se ha relacionado con el imaginario social, responsable de mantener prejuicios y estereotipos hacia las personas mayores. Prevaleciendo como un fenómeno común en países occidentalizados como Chile, replicando una imagen de vejez llena de carencias y deterioro corporal. Este artículo reflexiona sobre el fenómeno de la discriminación por edad que promueve comportamientos que excluyen a las personas mayores de la vida en sociedad y del cuidado formal. Para ello, se contextualizará sobre los imaginarios que predominan en la sociedad chilena sobre la vejez, y que afectan transversalmente a la familia, las instituciones y las profesiones; en segundo lugar, se describirán algunas teorías explicativas sobre la discriminación por edad para comprender mejor el fenómeno y su impacto generacional y, por último, sobre el abandono inicial de las personas mayores durante la pandemia de la Covid-19 como consecuencia de la discriminación por edad del Estado. La visibilización de este tema favorece el debate social informado y la promoción de nuevas políticas públicas a favor de la inclusión de las personas mayores.

Colombia

Luisa Ramírez, de la Universidad del Rosario, Grupo Individuo, Familia y Sociedad, publica un artículo, en Journal of Social Issues, sobre las intersecciones de la discriminación por edad hacia los adultos mayores y otros ismos durante la pandemia de COVID-19. La pandemia de COVID-19 es un problema mundial importante que ha exacerbado las desigualdades estructurales y sociales preexistentes. Existe la preocupación de que la discriminación por edad hacia los adultos mayores se haya intensificado junto con formas elevadas de otros "ismos" como el capacitismo, el clasismo, el heterosexismo, el racismo y el sexismo. Este estudio ofrece una revisión sistemática de la discriminación por edad hacia los adultos mayores que interactúan con otros ismos durante la pandemia de COVID-19. Se buscaron artículos en 10 bases de datos que dieron como resultado 354 estudios sobre discriminación por edad publicados entre 2019 y agosto de 2022 en inglés, francés, portugués o español. Solo 32 artículos cumplieron con los criterios de elegibilidad: edadismo junto con otros ismos; enfoque en la pandemia de COVID-19; en su mayoría artículos de revisión, 25, pocos artículos empíricos, 7), 6 artículos tenían diseños cualitativos. 15 artículos discutían sobre discriminación por edad con racismo, 11 lo hacían sobre clasismo, 9 sobre capacitismo, 7 sobre sexismo, 2 sobre heterosexismo. Los autores, de los artículos analizados, representaron numerosas disciplinas: gerontología, medicina, enfermería, psicología, trabajo social y sociología; pertenecían a 14 de países de varios continentes. Los resultados de este estudio subrayan que la discriminación por edad se cruza con otros ismos de maneras profundamente negativas y que las intersecciones de la discriminación por edad y otros ismos están poco estudiadas, lo que requiere más esfuerzos de investigación e intervención.

Brasil

La revista Cuadernos de Psicologóa publica un artículo de ***Iracema Abranches***, de la Universidad Federal de Juiz de Fora. La pandemia provocada por el nuevo coronavirus, SARS-CoV-2, a partir de 2019 ha cambiado la vida humana de forma continua y significativa, y este fenómeno ha sido objeto de mediciones y estudios parciales hasta el momento, debido a la gran diversidad de enfoques posibles para el análisis de la ciencia. El objetivo de este estudio es describir y analizar las discusiones de las producciones científicas sobre la discriminación por edad en el contexto de la Pandemia de Covid-19, y cómo los autores analizan el fenómeno. Para ello, en cuanto a metodología, este artículo es una revisión integradora de literatura sobre discriminación por edad, edadismo, en la pandemia de Covid-19, realizada entre julio de 2020 y noviembre de 2021, en las bases de datos Web of Science, MEDLINE/PubMed, Scopus, Virtual Health Library , APA Psyc Info. Después de las fases de identificación, selección y elegibilidad, se incluyeron 21 artículos para la categorización. El desarrollo de este estudio siguió la recomendación PRISMA. En cuanto a los resultados, los artículos, en general, identifican el crecimiento de la discriminación por edad en la pandemia, y destacan el efecto nocivo social e individual que conlleva este fenómeno. En cuanto a las limitaciones, los artículos experimentales apuntan restricciones metodológicas y situacionales, debido a las dificultades de investigación impuestas por el propio período de pandemia, pero enfatizan la importancia de estudios más robustos y continuos sobre el tema.

Pricila Oliveira de Araujo, Universidad Estadual de Feira de Santana, escribe sobre el otro[48] de la pandemia de COVID-19, envejecimiento hacia los ancianos en periódicos de Brasil y Chile, que podemos leer en la revista Saúde em Debate. El surgimiento del nuevo coronavirus y la indicación de la población adulta mayor como un grupo de riesgo provocó la aparición de discursos, bromas, memes y hechos indicativos de discriminación por edad en las redes sociales y medios masivos. Este artículo tiene como objetivo analizar las expresiones e implicaciones de la discriminación por edad hacia las personas mayores reportadas en periódicos de Brasil y Chile en el primer año de la pandemia de COVID-19. Estudio documental de noticias de diarios de mayor acceso en Brasil y Chile. La recolección de datos ocurrió en mayo de 2021. La selección de títulos, resúmenes y texto completo fue realizada por dos investigadores independientes y ciegos. El corpus final de 89 noticias fue

[48] Para la RAE otredad significa "condición de ser otro, mientras que otro/otra es un adjetivo que se emplea "para explicar la suma semejanza entre dos cosas o personas distintas"

sometido a análisis temático apoyado en el software MAXQDA[49], cuyo proceso de codificación, tematización e interpretación se basó en teorías sociológicas que explican la discriminación por edad. Las expresiones de discriminación por edad se evidenciaron a través de imágenes y actitudes que devalúan y deprecian la vida de los adultos mayores, posicionándolos como el otro de la pandemia, lo que tiene implicaciones en la vida, la salud y el trabajo de esta población

En la misma revista, ***Ricardo Henrique Vieira de Melo*** trata una concreción interdisciplinar sobre ageísmo covidical sindemia[50] y Bioética de la Intervención. Se trata de un estudio teórico crítico-reflexivo con el objetivo de reflexionar sobre cuestiones de carácter interdisciplinario: la discriminación por edad en la complejidad de la pandemia del COVID-19 a la luz de los fundamentos de la Bioética de la Intervención. La suposición es que los problemas complejos requieren soluciones complejas, que una visión fragmentada y disciplinaria no es capaz de abordar. Para ello, el ensayo se organiza en tres actos: la discriminación por edad como fenómeno antiguo y persistente; la pandemia de COVID-19 y la expansión de la discriminación por edad; y el enfoque bioético como episteme y herramienta intervencionista. Se espera que este ejercicio teórico pueda trascender a la vida cotidiana personal, relacional e institucional, donde comprender las dimensiones y determinantes de la discriminación por

---

[49] MAXQDA es un software utilizado para el análisis cualitativo de datos. La primera versión se creó en 1989 y el software fue diseñado para tanto investigaciones cualitativas y cuantitativas cuanto para métodos mixtos

[50] Una sindemia es la concentración de dos o más epidemias o brotes de enfermedades en una población que interaccionan con, y son condicionadas por, las circunstancias sociales, políticas y económicas de tal población durante un periodo y lugar determinado. Dichas retroalimentaciones tienen consecuencias en las situaciones diferenciales de salud/enfermedad de las poblaciones.

edad puede incitar pensamientos, sentimientos y actitudes éticos creativos para mitigar los aspectos despectivos relacionados con la edad.

Marcela Fernándes Silva, de la Universidad Estadual de Campinas, Facultad de Ciencias Médicas, Departamento de Gerontología, en una revisión integradora sobre edadismo contra los adultos mayores en el contexto de la pandemia de COVID-19, publicada en Revista De Saude Publica, comenta que sus objetivos son informar los principales resultados de los estudios sobre prejuicios, estereotipos y discriminación por edad, edadismo, en el contexto de la pandemia de COVID-19. Es una revisión integradora de la literatura sobre discriminación por edad en el contexto de la pandemia de COVID-19, realizada entre mayo y junio de 2020, con datos recopilados de las siguientes bases de datos: MEDLINE, PubMed, Web of Science, Scopus, Lilacs y SciELO. Se analizaron 21 publicaciones que abordan la discriminación por edad durante la pandemia, sus orígenes, consecuencias e implicaciones éticas y políticas. Todas las publicaciones fueron teóricas con un enfoque crítico/reflexivo, siendo el 90,5% artículos de opinión y el 9,5% investigación. Los principales hallazgos indican críticas en cuanto a la asignación de recursos y cuidados intensivos basados exclusivamente en la edad. Los resultados también destacan los impactos del aislamiento social, el uso de tecnologías y redes sociales, y las relaciones intergeneracionales en el escenario de la COVID-19. Según la mayoría de las publicaciones, aunque la discriminación por edad siempre ha estado presente, se hizo más evidente durante la pandemia de COVID-19 como una forma de discriminación hacia los adultos mayores.

India

Debanjan Banerjee, es consultor Neuropsiquiatra del Multispecialty Hospitals, Kolkata y editor en jefe adjunto de Journal Of Psychosexual Health Bengaluru en Karnataka. Localizamos dos documentos suyos. *Papel de la dignidad en la salud mental: impacto en la discriminación por edad y los derechos humanos de las personas mayores*, publicado en American Journal of Geriatric Psychiatry, y Edad y *Discriminación por edad en COVID-19, vulnerabilidades y necesidades de atención de salud mental de los ancianos*, publicado en Asian Journal of Psychiatry. En el primero, se comenta el aumento de concienciación sobre la discriminación por edad y sus efectos tóxicos, creando un cambio de paradigma para incluir un enfoque basado en los derechos humanos, la ética y la justicia social para aumentar el modelo biomédico de atención de la salud mental. El concepto de dignidad se encuentra en el corazón de los derechos humanos y debe ser un concepto central integrado en la salud pública y la salud mental. La dignidad denota el respeto propio y el valor de un individuo, así como la consideración social de su identidad. La dignidad en las personas mayores es multidimensional e incluye varios factores como privacidad, independencia, inclusión, autonomía, etc. Existen varios determinantes como la fragilidad, la dependencia, el deterioro sensorial, cognitivo y las vulnerabilidades socioeconómicas, que tienden a comprometer la dignidad en las personas mayores y por ende sus derechos fundamentales. Uno de esos constructos es el de la discriminación por edad, que comprende estereotipos, prejuicios y discriminación basados en la edad. La discriminación por edad y las formas relacionadas de estigma menoscaban la atención médica digna de las personas mayores y las privan de sus derechos.

Del segundo, una carta al director, extraemos que el surgimiento de una amenaza para la salud global ha puesto al mundo de rodillas. Se necesitará atención y apoyo adicionales para cuidar de su bienestar general. Banerjee plantea tres aspectos: La vulnerabilidad de la 'edad y el envejecimiento', Impacto en la salud mental y el bienestar y El cuidado de los ancianos: el camino a seguir. De sus últimas líneas podemos concluir que los mayores pueden ser frágiles debido a la edad, pero definitivamente no son débiles. Su resiliencia puede ser notable, si se cuida adecuadamente. Ya es hora de que las políticas y la legislación relacionadas con la pandemia en varios países se hagan más amigables para las personas mayores. La preparación para lidiar con esto es necesaria. Integrarlos a esta lucha contra el brote sin precedentes puede ayudarnos a aprender de su esperanza y sabiduría para una mejor pospandemia.

Irán

La Universidad de Ciencias Médicas de Ilam es la Universidad médica oficial de esa procincia de Irán, ***Ayad Kamalvand*** es miembro de ella y publica en Journal of Aging Studies, un trabajo sobre la construcción social del envejecimiento visual en sitios web de noticias iraníes durante

COVID-19. Teniendo en cuenta la popularidad de los sitios web en contextos sociales y su fuerza significativa en la producción de discursos colectivos, actitudes y patrones de comportamiento, este estudio examinó críticamente la proyección del envejecimiento visual en los sitios web de noticias durante la pandemia de COVID-19. La teoría semiótica[51] social de la gramática visual desarrollada por Kress y Van Leeuwen (2006, 2020) fue el marco teórico para el análisis semiótico visual de las fotografías. La búsqueda de datos se llevó a cabo entre marzo de 2020 y julio de 2020. El protocolo de búsqueda del estudio incluyó las cadenas adultos mayores Y COVID-19, ancianos Y coronavirus, personas mayores Y COVID-19 y personas mayores Y coronavirus. En Google condujo a la recuperación de 71 fotografías de adultos mayores iraníes de sitios web de noticias iraníes. El análisis semiótico de las fotografías mostró que los nuevos sitios web iraníes continúan adoptando una mentalidad que degrada a los viejos.

Hamid Sharif-Nia es Profesor Asociado en Enfermería del Departamento de Enfermería Médico Quirúrgica, Universidad de Ciencias Médicas de Mazandaran. Escribe, en Frontiers in Public Health, sobre psicometría[52] de la versión persa de la Encuesta de discriminación por edad entre una población de adultos mayores iraníes durante la pandemia de COVID-19. Los estudios han revelado un aumento de la discriminación, el abandono y el abuso entre la población de adultos

[51] Ciencia que estudia los diferentes sistemas de signos que permiten la comunicación entre individuos, sus modos de producción, de funcionamiento y de recepción.

[52] La Psicometría es la disciplina de la Psicología en la que se basan los procesos de medición: el diseño, la construcción, el ajuste y la puesta en marcha de pruebas psicológicas, así como los aspectos éticos de su aplicación.

mayores durante este período. Este estudio evaluó la validez y confiabilidad de la versión persa del instrumento de encuesta sobre discriminación por edad probado en una muestra de la población de adultos mayores iraníes durante la pandemia de la enfermedad por coronavirus, COVID-19. Un movimiento importante para contrarrestar la discriminación por edad es clasificar la escala de discriminación por edad de manera integral mediante el empleo de psicometría adecuada. La versión persa de la escala de discriminación por edad se desarrolló utilizando un procedimiento de dos pasos. El primer paso consistió en traducir y revisar la escala original para desarrollar una versión persa de la escala de discriminación por edad. El segundo paso consistió en evaluar las características psicométricas de la escala recién adaptada utilizando la validez de constructo a través del análisis factorial exploratorio, AFE y el análisis factorial confirmatorio, CFA, y luego evaluar la confiabilidad a través de la correlación entre ítems promedio, AIC, el alfa de Cronbach. La muestra estuvo compuesta por 400 adultos mayores[53], que fueron reclutados a través de la recopilación de datos en línea, con muestras para EFA y CFA seleccionadas al azar de las muestras totales. La versión persa de la encuesta sobre discriminación por edad tiene tres factores: privación relacionada con la edad con cinco ítems, dignidad con tres ítems y empleo con tres ítems; todo lo cual explicó el 57,02% de la varianza total. El resultado del EFA fue verificado por el CFA, siendo excelente la confiabilidad de la consistencia interna, el alfa de Cronbach fue de 0,725, 0,698 y 0,708 para los tres factores. Este

[53] 65 años en adelante

estudio ofrece específicamente una versión persa reestructurada de tres factores de la encuesta de discriminación por edad para adultos mayores iraníes con una validez de construcción y confiabilidad aceptables.

China

Zizhuo Chen pertenece a la Escuela de Ciencias Psicológicas y Cognitivas de la Universidad de Pekín. Publica, en la revista Frontiers in Psychology, un trabajo sobre reducción de la discriminación por edad hostil desde la perspectiva de los adultos más jóvenes. La pandemia de propagación mundial, COVID-19, ha causado un envejecimiento hostil hacia los adultos mayores. En el estudio se preparó la tensión intergeneracional y luego se asignó aleatoriamente a 205 adultos jóvenes en China de 18 a 37 años de edad a 3 condiciones diferentes: "Imagina que eran jóvenes", "Imagina que eras viejo" y condición de control, pidiéndoles que imaginen, y luego escriban, una vez que los adultos mayores fueron jóvenes, o un yo futuro que envejece, o que lean un ensayo no relacionado, respectivamente, como manipulaciones experimentales. Luego deberían distribuir fondos médicos por valor de 1 millón de chinos a dos pacientes con COVID-19 de 25 y 85 años indicando sus actitudes hacia los adultos mayores, o discriminación por edad hostil. Finalmente, se midieron sus actitudes generales y estereotipos hacia los adultos mayores. Los resultados verificaron la efectividad de ambas intervenciones, de modo que los adultos más jóvenes que tomaron cualquiera de las intervenciones distribuyeron más fondos médicos y mostraron actitudes de envejecimiento más positivas hacia los adultos mayores que los del grupo de control. Además, se probó que "Imagina que eran jóvenes" era aún más efectivo que "Imagina que eras viejo". Una serie de modelos de mediación relativa reveló que el estereotipo de calidez mediaba el efecto de ambas intervenciones en la disminución de los comportamientos de discriminación por edad hostiles, en comparación con la condición de control. Mientras que "Imagina que fueran jóvenes" podría reducir adicionalmente la discriminación por edad hostil a través de un nivel más alto de "incluir a los adultos mayores en su propio grupo (los jóvenes)". Esta nueva intervención podría ser una buena alternativa para eliminar la discriminación por edad hostil.

Hong Kong

Chan, OF pertenece al Departamento de Trabajo Social y Administración Social, Universidad de Hong Kong. El tema que propone es el análisis del entorno construido por el vecindario y discriminación por edad en la vejez; está publicado en Journal of Applied Gerontology. La discriminación por edad es un desafío global y un problema de salud pública que la reciente pandemia de COVID-19 ha exacerbado aún más. La investigación existente se ha centrado principalmente en factores individuales, pasando por alto la asociación entre el entorno construido por el vecindario y la discriminación por edad. Este estudio examinó esta asociación y si su efecto variaba entre áreas que poseían diferentes características socioeconómicas. Realizaron una encuesta transversal de 1278 personas mayores en Hong Kong y la fusionaron con los factores del entorno construido derivados de los datos del sistema de información geográfica. Usaron regresión lineal multivariable para examinar la asociación. Los hallazgos revelaron que más parques se asociaron significativamente con un nivel más bajo de discriminación por edad, un impacto que siguió siendo significativo en áreas de bajos ingresos o educación. Por el contrario, más bibliotecas en áreas de altos ingresos se asociaron con un menor nivel de discriminación por edad. Los hallazgos brindan a los planificadores urbanos y a los formuladores de políticas información sobre la planificación del entorno construido que reduce la discriminación por edad y permite que las personas mayores logren una vida mejor.

Filipinas

Michael B. Cahapay, Mindanao State University, publica un artículo sobre Personas mayores durante la crisis de COVID-19 en Filipinas: Leyes favorables, problemas actuales y esfuerzos compartidos, en Rasp-Research on Ageing and Social Policy. Si bien la crisis de COVID-19 ha afectado a personas de todos los ámbitos, existe un lado desconocido del grupo de edad vulnerable en todo el mundo. Este artículo analiza la condición de las personas mayores en Filipinas durante la crisis de COVID-19. La revisión mostró que se han promulgado varias leyes habilitadoras a través de la constitución, leyes de la república y órdenes ejecutivas para garantizar el bienestar de las personas mayores. Sin embargo, la crisis actual ha revelado problemas de discriminación por edad, como la privación de fuentes de ingresos, la inaccesibilidad a las necesidades esenciales, el espacio físico inadecuado y las percepciones negativas expresadas. Los esfuerzos compartidos se han centrado en mejorar el pago de las pensiones sociales, las pautas para la movilidad, los diferentes enfoques de acceso remoto a bienes y servicios y la conectividad significativa a Internet en el contexto de las personas mayores. Este documento sugiere la necesidad de traducir las leyes en programas efectivos, discutir los problemas relacionados con la discriminación por edad con sensibilidad y considerar la evidencia de esfuerzos internacionales exitosos para mejorar aún más la condición de las personas mayores en el país.

Singapur

Localizamos tres documentos de ***Reuben Ng***, de la Escuela de Políticas Públicas Lee Kuan Yew, Universidad Nacional de Singapur. Los tres giran en el entorno del corpus temático en la red social Twitter, respecto del edadismo durante la pandemia. Los títulos son: *Edadismo en Twitter durante la pandemia de COVID-19*; *Un libro de jugadas para la defensa eficaz de la edad en Twitter* y *Cultura vinculada al aumento de la discriminación por edad durante COVID-19: evidencia de un corpus de 10 mil millones de palabras en 20 países*. Las revistas publicadoras son Journals of Gerontology Series B-Psychological Sciences and Social Sciences, Journal of Social Issues y Journal of Social Issues. En ellos Reuben y sus colaboradores tratan el tema del resurgimiento del interés académico en el tema de la discriminación por edad durante la pandemia. Tienen el objetivo explorar el discurso que rodea a los adultos mayores mediante el análisis de tuits relacionados publicados durante la pandemia de COVID-19. Los análisis generaron temas como la necesidad de proteger a los adultos mayores, la vulnerabilidad y mortalidad, el fracaso del liderazgo político, la resiliencia. También se comenta como las contribuciones de los adultos mayores en medio de la pandemia de COVID-19 se han visto eclipsadas por el discurso que los posiciona como población en riesgo. Se utilizaron bases de datos de medios de noticias, artículos, sitios web. Identificaron, los autores, sinónimos más comunes para el encuadre basado en la edad, persona mayor, el encuadre basado en el rol familiar, abuelo, complicando los descriptores más utilizados calificándolos entre el 1 y el 5: muy negativo y muy positivo. Encontraron un aumento de los estereotipos negativos durante la pandemia, para los términos relacionados con la edad. Por el contrario, el porcentaje de temas positivos para el encuadre basado en roles familiares fue mayor durante la pandemia.

En el documento sobre la cultura vinculada al aumento de la discriminación por edad durante COVID-19, ensayaron si las narrativas del envejecimiento global se han vuelto más negativas desde antes hasta durante la pandemia, octubre de 2019 a mayo de 2020, en 20 países; los modelos de incidencia y mortalidad; factores culturales asociados con la trayectoria de las narrativas de envejecimiento. Las narrativas sobre el envejecimiento se volvieron más negativas a medida que la pandemia empeoró en los 20 países[54] analizados. A nivel mundial, las puntuaciones tuvieron una tendencia neutral desde octubre de 2019 hasta febrero de 2020 y se desplomaron en marzo de 2020, lo que refleja la gravedad de

[54] Canadá, Reino Unido, India, Estados Unidos, Bangladés, Kenia, Pakistán, Irlanda, Australia, Sudáfrica, Singapur, Nigeria, Hong-Kong, Nueva Zelanda, Jamaica, Filipinas, Malasia, Tanzania, Ghana.

la COVID-19. En la prepandemia, octubre de 2019, el Reino Unido evidenció las narrativas de envejecimiento más negativas; en el pico de la pandemia, mayo de 2020, fue Sudáfrica el país con más evidencias negativas; Durante el período de 8 meses, Filipinas experimentó la tendencia más pronunciada hacia la negatividad en las narrativas sobre el envejecimiento. Irónicamente, la discriminación por edad durante la pandemia no fue predicha por las tasas de incidencia y mortalidad de COVID-19, sino por variables culturales: individualismo, masculinidad, evasión de la incertidumbre y orientación a largo plazo. La estrategia para revertir esta trayectoria radica en el mismo fenómeno que la promovió: una campaña global sostenida, aunque debe tener matices culturales y adaptarse al contexto de un país.

Jordania

Mohammad Rababa, Profesor Asociado de Enfermería, Universidad de Ciencia y Tecnología de Jordania, ha estudiado ampliamente el tema del edadismo en pandemia por Covid-19. Localizamos numerosa bibliografía relacionada con la enfermería. *Asociación del nivel de conocimientos y actitudes de los enfermeros ante la discriminación por edad hacia los adultos mayores; Evaluar el conocimiento y las actitudes y comportamientos diferenciados por la edad hacia los adultos mayores entre los estudiantes de graduación en enfermería; Asociación de discriminación por edad con ansiedad ante la muerte, autoestima, reactividad interpersonal e inmortalidad simbólica entre enfermeras; Percepción de las enfermeras sobre el uso de la terapia conductual cognitiva para la ansiedad ante la muerte y la discriminación* *por edad; Prueba de la eficacia de la terapia conductual cognitiva para aliviar la discriminación por edad de las enfermeras hacia los adultos mayores: un ensayo controlado aleatorio; Ansiedad ante la muerte y discriminación por edad de las enfermeras hacia los adultos mayores en medio de la pandemia de COVID-19: el papel moderador de la inmortalidad simbólica; El impacto de la terapia cognitivo-conductual en el alivio de la envejecimiento de las enfermeras hacia los adultos mayores; Asociación de Características Sociodemográficas y Profesionales de Enfermeros con Edadismo Positivo Hacia el Adulto Mayor: Un Estudio Transversal.* Las revistas donde publicó el autor son: Nursing & Health Sciences; Gerontology & Geriatrics Education; Omega-Journal of Death and Dying; Cognitive Therapy and Research; Geriatrics; Innovation in Aging; Ageing International. Basándonos en las palabras clave y descriptores, los temas tratados son, principalmente: Conocimiento; déficit; discriminación por edad negativa; Actitudes De Enfermería; Estudiantes; Discriminación Por Edad; Terapia de Conducta Cognitiva; Ansiedad ante La Muerte; Adultos Mayores; Inmortalidad Simbólica; Adultos Mayores; COVID-19; Enfermeras.

Zimbabue

Chigangaidze, Robert Kudakwashe, Universidad Estatal de Midlands, Escuela de Trabajo Social de Gweru, publico, en la Journal of Gerontological Social Work, un artículo sobre los factores de riesgo biopsicosocial del COVID-19 que agravan la inmunosenescencia[55] como

[55] La inmunosenescencia se refiere a los cambios que se producen en el sistema inmunitario a causa del envejecimiento y que afectan la inmunidad innata y adaptativa. Estos cambios predisponen a padecer

otro factor de riesgo del morbus. Una perspectiva del trabajo social clínico-evolutivo. COVID-19 ha proliferado la discriminación por edad. El ímpetu de este artículo es mostrar que la inmunosenescencia es un factor de riesgo para COVID-19 y no el envejecimiento per se. Basado en la idea de que algunas personas mayores también son más saludables que las más jóvenes, el énfasis de este artículo está en la inmunosenescencia y no en el envejecimiento como factor de riesgo de complicaciones por COVID-19. El documento utiliza un enfoque biopsicosocial para exponer el vínculo entre la inmunosenescencia y los factores de riesgo de COVID-19. El artículo explora factores biológicos como la desnutrición, las comorbilidades, el abuso de sustancias y el sexo. También amplía los factores psicosociales como los trastornos de salud mental, la falta de vivienda, el desempleo, la falta de ejercicio físico, el estigma y la discriminación. El artículo pide que el trabajo social gerontológico asuma una perspectiva de trabajo social clínico-evolutivo para prevenir el inicio temprano y la progresión de la inmunosenescencia. Hace un llamado al trabajo social gerontológico para prevenir los factores que favorecen el envejecimiento no saludable. El artículo promueve una postura preventiva hacia la práctica y no solo enfoques curativos. El tratamiento implica la prevención primaria que hace hincapié en evitar la aparición de un envejecimiento no saludable. Es este enfoque el que el trabajo social gerontológico también debería tratar de abordar en la construcción de resiliencia frente a las pandemias.

---

enfermedades infecciosas, cáncer, autoinmunidad y a respuestas escasas tras la administración de vacunas.

Canadá

Caroline D. Bergeron, del analista del Área Metropolitana de Greater en Ottawa, escribe sobre el significado del envejecimiento y la discriminación por edad y la importancia en la cultura. Como cualquier forma de discriminación, la discriminación por edad no existe en el vacío; se expresa a través de valores culturales y creencias sociales. Algunos estudios muestran que la discriminación por edad se cruza con otras actitudes discriminatorias, incluidas las basadas en la raza o la cultura, lo que lleva a resultados negativos. Sin embargo, la forma en que las personas mayores, que son miembros de diversos grupos culturales, experimentan y reconocen la discriminación basada en la edad y reaccionan ante los estereotipos discriminatorios también puede depender de la cultura. El propósito de este documento es explorar más a fondo las percepciones del envejecimiento y la discriminación por edad entre los grupos culturales de adultos mayores en Canadá. Los hallazgos de las discusiones grupales realizadas entre adultos mayores chinos, árabes e indios del sur de Asia revelan que los adultos mayores que viven en Canadá comparten percepciones relativamente positivas sobre el envejecimiento y mantienen su bienestar físico y psicológico, en parte, debido a su compromiso familiar y comunitario. Los participantes destacaron el respeto que se ofrece a los adultos mayores en su cultura y, en la mayoría de los casos, se mostraron agradecidos por sus familias y las políticas de apoyo a los adultos mayores en Canadá. Si bien los participantes a menudo no estaban familiarizados con el término "discriminación por edad", habían experimentado algunos casos de discriminación por edad, especialmente en el lugar de trabajo. Los resultados sugieren que las identidades de los participantes como personas mayores pueden prevalecer sobre las identidades relacionadas con la cultura. A medida que la sociedad de Canadá envejece y se vuelve más diversa, estos hallazgos arrojan luz sobre cómo la cultura influye en la experiencia del envejecimiento y la discriminación por edad.

Alison Chasteen, Departamento de Psicología, Universidad de Toronto, escribe sobre percepciones de los adultos mayores sobre la discriminación por edad antes y durante la pandemia de COVID-19. Publicado en Aging Ment Health, comenta que los estudios que evalúan los efectos de la discriminación por edad en los adultos mayores durante la pandemia de COVID-19 sugieren que percibir la discriminación por edad está asociado con una salud mental y física autoinformada más baja. Sin embargo, se desconoce si estas asociaciones pandémicas son distintas de las asociaciones previas a la pandemia. El presente estudio abordó este problema al controlar los niveles de discriminación por edad y la salud mental y física antes de la pandemia para evaluar qué experiencias de discriminación por edad durante la era de la pandemia predicen el bienestar en las personas mayores. Tanto antes como durante la pandemia, 117 adultos mayores completaron medidas de discriminación por edad percibida, autopercepción del envejecimiento, edad subjetiva, salud subjetiva y satisfacción con la vida. Durante la pandemia, el envejecimiento percibido predijo una salud subjetiva y una satisfacción con la vida más bajas. Sin embargo, al controlar las medidas previas a la pandemia, el envejecimiento percibido durante la pandemia predijo solo la salud subjetiva, pero no la satisfacción con la vida. Las percepciones de crecimiento continuo predijeron positivamente ambas medidas en la mayoría de los análisis. Los presentes hallazgos sugieren precaución al interpretar los efectos de la discriminación por edad en el bienestar durante la pandemia, ya que es posible que esas asociaciones ya existieran antes de la pandemia. El hallazgo de que las percepciones de crecimiento continuo predijeron positivamente la salud subjetiva y la satisfacción con la vida sugiere que la promoción de autopercepciones más positivas del envejecimiento, junto con la lucha contra la discriminación por edad en la sociedad, pueden representar importantes objetivos políticos.

Charlene Chu, pertenece a la Facultad de Enfermería Lawrence S. Bloomberg, Universidad de Toronto. Localizamos diferentes documentos: *Edadismo en inteligencia artificial: una revisión; Recomendaciones tecnológicas para apoyar la atención centrada en la persona en hogares de cuidados a largo plazo durante la pandemia de COVID-19 y más allá; Crisis en competencia: contramedidas de COVID-19 y aislamiento social entre adultos mayores en cuidados a largo plazo; El impacto de COVID-19 en el aislamiento social en hogares de cuidado a largo plazo: perspectivas de políticas y estrategias de seis países; Edadismo e Inteligencia Artificial: Protocolo para una Revisión de Alcance; Edadismo digital: desafíos y oportunidades en inteligencia artificial para adultos mayores; Conexiones pobres y perdidas: experiencias esenciales de cuidadores familiares que usan tecnología con familias que viven en* *hogares de cuidado a largo plazo durante COVID-19*. Las revistas donde publicó son: Journal of Applied Gerontology; Gerontologist; JMIR research protocols; Journal of Aging & Social Policy; Journal of Advanced Nursing; Innovation in Aging. Chu comenta, entre otros aspectos: El edadismo digital y los desafíos y oportunidades en inteligencia artificial para adultos mayores; destaca el avance de las tecnologías, en el Siglo XXI, pero en la poca atención que se ha prestado a lasd personas mayores, por lo que el envejecimiento digital es una nueva forma de discriminación por edad que está integrada en la tecnología y los sistemas de información. Como una gran mayoría de autores utiliza, para las revisiones, la guía de informes PRISMA. Los hallazgos, por lo general en sus artículos, proporcionarán información interdisciplinaria sobre el alcance del sesgo relacionado con la edad en los sistemas de Información. Los temas más comúnmente tratados por Charlene Chu, en base al uso de palabras clave son: Aislamiento social; Algoritmos; Aprendizaje automático; Asilo de ancianos; Atención centrada en la persona; Base de datos de salud; COVID-19; Cuidado a largo plazo; Cuidadores familiares; Derechos humanos; Discriminación por edad; Exclusión digital; Estrategia de búsqueda; Ética; Gerontología; Hogares de ancianos; Hogares de cuidado a largo plazo; Inclinación; Infraestructura; Inteligencia artificial; Internacional; Sesgos relacionados con la edad; Tecnología;

Cera Cruise, Estudiante de Ciencias de la Salud Comunitaria, Facultad de Medicina Cumming de la Universidad de Calgary, replica en una carta al editor de Journal of the American Geriatrics Society a

Colenda[56]. Escribe que un estimado grupo de editores de las publicaciones líderes en geriatría y gerontología de Estados Unidos se propusieron abordar la discriminación por edad en medio de la COVID-19. Colenda y colaboradores llaman a la atención humanitaria de los adultos mayores y su llamado parece oportuno si entendemos la atención humanitaria en términos como la promoción del bienestar humano y la provisión de las necesidades de la vida de las personas de todas las edades. Pero el llamado da un giro inquietante cuando Colenda y otros avanzan en su argumento al señalar el valor de la "sabiduría y resiliencia personal" que demuestran los adultos mayores. Al argumentar así, Colenda et al sucumben a las ideas neoliberales de que la atención humanitaria es algo que se gana. Esta lógica invita a concluir que los adultos mayores que no pueden compartir la sabiduría o que no están demostrando "resiliencia" son menos dignos. De hecho, al promocionar la “resiliencia” de los adultos mayores, Colenda et al refuerzan la discriminación por edad al implicar que los adultos mayores más dignos, es decir, los adultos mayores considerados resilientes, son los que pueden comportarse de manera que contrarreste las manifestaciones de declive asociado con la edad. Estamos escribiendo como un académico emergente, estudiante, y un académico establecido, ambos dedicados a investigar/trabajar con adultos mayores, incluidos adultos mayores con demencia avanzada o problemas de salud mental. Estamos llamando al reconocimiento del valor intrínseco de todos los seres humanos y estamos

[56] Colenda CC, Reynolds CF, Applegate WB, Sloane PD, Zimmerman S, Newman AB, et al. COVID-19 Pandemic and Ageism: A Call for Humanitarian Care. Journal of the American Geriatrics Society. 2020;68(8):1627-8.

llamando a la lógica capacitista demostrada por Colenda et al. Instamos a estos editores a reformular la atención humanitaria como atención brindada a todas las personas, no porque sean sabias y resilientes, sino porque son personas. Colenda et al se describen a sí mismos como defensores de los pacientes mayores; esperamos que estos defensores brinden disculpas y aclaraciones sobre su argumento.

El objetivo de ***Sarah Fraser***, de la Universidad de Ottawa, al escribir en Age and Ageing, sobre discriminación por edad que ha surgido durante la pandemia de COVID-19, describe como más de 20 investigadores internacionales en el campo del envejecimiento han contribuido a este documento. Este comentario analiza cómo las personas mayores son mal representadas e infravaloradas en el discurso público actual en torno a la pandemia. Señala problemas para documentar las muertes de adultos mayores, la falta de preparación para una crisis de este tipo en los hogares de cuidados a largo plazo, cómo algunas políticas de "protección" pueden considerarse condescendientes y cómo la percepción inicial del público fue que el virus estaba realmente un problema de adultos mayores. Este comentario también llama la atención sobre la importante solidaridad intergeneracional que se ha producido durante esta crisis para garantizar el apoyo y la inclusión social de los adultos mayores, incluso a distancia.

Megan E. Graham de la Carleton University, escribe sobre construir la moralidad a través de la discriminación por edad instrumental en los memes de COVID-19 en las redes sociales. Publicado en Journal of Aging Studies, en su resumen podemos leer: A medida que continúa la pandemia de COVID-19, una pandemia paralela de discriminación por edad se está extendiendo a través de las redes sociales. Este documento argumenta que la lógica de securitización de la salud de COVID-19 y la necesidad urgente de difundir información de salud pública han permitido que se reproduzcan formas matizadas de discriminación por edad en los foros en línea. Utilizo un análisis crítico del discurso y un análisis semiótico social para deconstruir el uso de representaciones discriminatorias de adultos mayores en los memes de COVID-19, que se han organizado en cuatro categorías ilustrativas. El análisis atiende a las representaciones discriminatorias que refuerzan los mensajes estereotipados y exacerban las tensiones intergeneracionales. Basándose, Graham, en la antropología moral, propongo que los memes empleen la discriminación por edad instrumental", una forma matizada de discriminación por edad que promueve la agenda de securitización de la salud durante la pandemia. El documento concluye con un reconocimiento del impacto de los memes de la pandemia por edad en las tensiones intergeneracionales y un llamado a la atención sobre las formas matizadas de discriminación por edad en nuestros mundos sociales en línea y fuera de línea.

Brad A. Meisner, de la Escuela de Kinesiología y Ciencias de la Salud, Universidad de York, Toronto, publica, en Leisure Sciences, un artículo sobre la intensificación de la discriminación por edad y las tensiones intergeneracionales en las redes sociales en medio de COVID-19. Las redes sociales son una herramienta útil para conectarse con familiares, amigos y otras personas mientras se distancian físicamente y se autoaislan debido al COVID-19. Simultáneamente, está siendo utilizado con el propósito de expresar estereotipos antagónicos, prejuicios y discriminación contra los adultos mayores. Este comentario se basa en los temas de moda de las redes sociales, por ejemplo OK, Boomer, Boomer[57] Remover, para demostrar cómo las generalizaciones con respecto a la edad cronológica y los riesgos biomédicos relacionados con la edad de COVID-19 han: exacerbado la discriminación por edad en las redes sociales, y expuso aún más las tensiones en curso entre las generaciones denominadas Millennial y Baby Boomer en formas que están dirigidas contra la generación anterior y sirven a favor de las más jóvenes. Se discuten las implicaciones de este discurso envejecimiento en y sobre la sociedad. Se destacan los esfuerzos contra la discriminación por edad de los usuarios y organizaciones de las redes sociales. En este estado de emergencia, debemos crear conciencia y resistir la discriminación por edad que despersonaliza y deshumaniza a los adultos mayores y subestima la vida posterior durante y después de la pandemia de COVID-19.

Leah Nemiroff, de la Queen's University, Kingston, Ontario, escribe en Healthcare management fórum, acerca del abordaje de la discriminación por edad contra los adultos mayores en el cuidado de la salud. La discriminación por edad en la atención médica es una realidad generalizada que conduce a resultados negativos para la salud de los adultos mayores. Si bien a menudo está implícito, la pandemia de COVID-

[57] La generación del baby boom se refiere al grupo demográfico de personas nacidas inmediatamente después de la Segunda Guerra Mundial. Este regreso de los soldados de guerra, junto con la prosperidad económica a fines de la década de 1940 y 1950, condujo a un fuerte aumento de la natalidad. El resultado es la generación conocida como los baby boomers, o los nacidos entre 1946 y 1964.

19 puso de relieve la discriminación explícita por edad en la atención médica a nivel mundial. En medicina, la discriminación por motivos de edad se traduce en innumerables formas de discriminación por edad que afectan la provisión de atención ética y van desde problemas individuales "micro", como la medicina paternalista o el nihilismo terapéutico, hasta problemas del sistema "macro", que incluyen barreras para una atención médica oportuna y efectiva o la exclusión de los ensayos de investigación.

Kiran Rabheru, profesor de Psiquiatría en la Universidad de Ottawa publicó, en The American Journal of Geriatric Psychiatry, un trabajo en el que analiza la tormenta perfecta de discriminación por edad, mentalismo y discapacidad: un modelo de prevención. Muchos de los sesgos implícitos sistémicos de la sociedad contra las personas mayores son anteriores a la COVID-19. Una tormenta perfecta de estos prejuicios ahora se desata contra las personas mayores de manera mucho más explícita y visible durante la pandemia de COVID-19. Comprenden mezclas de discriminación basada en la edad, edadismo, multiplicadas por el prejuicio contra las personas con síntomas mentales, mentalismo y por nociones contra las personas con discapacidad, capacitismo. El resultado colectivo de esta tragedia ha causado un impacto devastador en la vida de las personas mayores y una flagrante violación de sus derechos humanos. Exploraron la evidencia para comprender mejor los impulsores de estos sesgos y las formas de mitigar su impacto. También revisaron estrategias para aliviar los efectos de la discriminación por edad, el mentalismo y la discapacidad utilizando un modelo de prevención.

Adam Shea, de la Universidad de la Isla del Príncipe Eduardo, escribe, en Innovation in Aging, sobre edad y actitudes de estudiantes universitarios de licenciaturas, hacia los adultos mayores durante el covid-19. La pandemia de COVID-19 ha arrojado luz sobre los alcances de la discriminación por edad en nuestra sociedad. El estudio actual buscó comprender mejor las creencias discriminatorias de los estudiantes universitarios canadienses durante la pandemia. Como parte de una encuesta más amplia sobre la discriminación por edad, realizamos un análisis temático sobre las respuestas abiertas a las siguientes preguntas: "¿Ha cambiado su relación con los adultos mayores en su vida como resultado de la pandemia de COVID-19?" y "¿Ha notado que las actitudes u opiniones hacia los adultos mayores en su comunidad han cambiado como resultado de la pandemia de COVID-19?" Los estudiantes sintieron que los adultos mayores deben ser tratados de manera diferente durante la pandemia porque se los considera de "alto riesgo" o "vulnerables". Además, los estudiantes sintieron que debían ser más cautelosos con los adultos mayores porque los adultos mayores necesitan ser atendidos. Los estudiantes expresaron temor de transmitir el virus a los adultos mayores en sus vidas, por lo que optaron por aislarse de los abuelos o evitar a los adultos mayores en la comunidad en un esfuerzo por mantenerlos a salvo. Finalmente, hubo ejemplos de discriminación por edad negativa y positiva en las respuestas. La discriminación por edad negativa se observó en los comentarios sobre cómo los adultos mayores iban a morir de todos modos, la suposición de que los adultos mayores necesitan más ayuda y la creencia de que los adultos mayores deberían quedarse en casa durante la pandemia. La discriminación por edad positiva estuvo presente donde los estudiantes se dieron cuenta de la importancia de sus relaciones con los adultos mayores en sus vidas. Los resultados se discuten utilizando el marco de discriminación por edad implícito y explícito.

Alina Sutter de la University of Western Ontario, en Journal of Social Issues, escribió sobre conflicto y apoyo intergeneracional y edadismo hacia los adultos mayores durante la pandemia de COVID-19: Una encuesta representativa transnacional en Canadá y EEUU examinó el envejecimiento hacia las personas mayores durante el primer año de la pandemia de COVID-19, incluidos los estereotipos de consumo discriminatorios y las percepciones de la competencia y la calidez de las personas mayores. También investigamos los predictores de la discriminación por edad, incluida la amenaza económica y de salud, la orientación de dominio social, el individualismo y el colectivismo, las creencias de distanciamiento social y la demografía. En ambos países, los adultos jóvenes eran más propensos a tener estereotipos de consumo basados en la edad, lo que demuestra un conflicto intergeneracional sobre los recursos que utilizan las personas mayores. De manera similar, los adultos jóvenes proporcionaron a las personas mayores los puntajes más bajos de competencia y calidez, aunque los adultos de todas las edades calificaron a las personas mayores como más cálidas que competentes. Particularmente entre los individuos más jóvenes, las creencias sobre las jerarquías de dominación basadas en grupos, la importancia de la competencia y los costos del distanciamiento social predijeron un mayor respaldo, mientras que las creencias sobre la interdependencia y la importancia de sacrificarse por el bien colectivo predijeron un menor respaldo de los estereotipos de consumo según la edad. El apoyo a la desigualdad basada en el grupo predijo una menor competencia percibida y calidez de las personas mayores, mientras que las creencias sobre la interdependencia y la importancia de sacrificarse por el bien colectivo predijeron una mayor competencia percibida y calidez de las personas mayores. Se discuten las implicaciones de las políticas y prácticas para reducir el conflicto intergeneracional y las percepciones de edad de las personas mayores.

Deanna Vervaecke, de la Escuela de Kinesiología y Ciencias de la Salud, Universidad de York en Toronto publica, en Gerontologist, un artículo sobre el Cuidado y suposiciones de necesidad: la propagación de la discriminación por edad compasiva durante COVID-19. La pandemia de la enfermedad por coronavirus 2019 (COVID-19) ha puesto de relieve el envejecimiento generalizado que existe en nuestra sociedad. Aunque se han identificado instancias de discriminación por edad negativa u hostil, la atención crítica a los matices de la discriminación por edad a lo largo de la pandemia, como la prevalencia y las implicaciones de la discriminación por edad positiva o compasiva, ha quedado rezagada en comparación. Este comentario utiliza la teoría del contenido de estereotipos para extender la conversación sobre COVID-19 y la discriminación por edad para incluir la discriminación por edad compasiva.

Ofrecemos el movimiento caremongering[58], un movimiento social impulsado por las redes sociales para ayudar a las personas afectadas por el COVID-19, como un ejemplo de estudio de caso que ilustra cómo se ha manifestado la discriminación por edad compasiva durante la pandemia. Las implicaciones de la discriminación por edad compasiva que han ocurrido y continúan ocurriendo durante la pandemia se analizan utilizando la teoría de la encarnación del estereotipo. Se necesitan acciones futuras que se centren en desviar la atención de la intención de las acciones y creencias discriminatorias hacia los resultados para quienes las experimentan. Además, se requiere buscar el consentimiento de las personas mayores cuando se ofrece ayuda, reconocer la diversidad de experiencias de envejecimiento y pensar críticamente sobre la discriminación por edad en sus múltiples y variadas formas.

Estados Unidos de Norteamérica

Clara Berridge de la Universidad de Washington, en su artículo sobre daños algorítmicos y edadismo digital en el uso de tecnologías de vigilancia en residencias de mayores, publicado en Frontiers in Sociology, comenta que la discriminación por edad no se ha centrado en estudios sobre daños algorítmicos a pesar de las formas en que los adultos mayores son marginados digitalmente y posicionados como objetivos para la tecnología de vigilancia y la mitigación de riesgos. En este documento de traducción, ponemos a la gerontología en conversación

[58] Movimiento que fomenta los actos de bondad, especialmente para ayudar a las personas vulnerables, durante el COVID-19

con académicos sobre tecnologías de la información y los datos dentro de estudios críticos sobre discapacidad, raza y feminismo, y exploramos los daños algorítmicos de las tecnologías de vigilancia en adultos mayores y trabajadores de cuidados dentro de hogares de ancianos en los Estados Unidos y Canadá. Comenzamos identificando las limitaciones de la erudición emergente y el discurso público sobre el "envejecimiento digital" que se ocupa de la inclusión y representación de adultos mayores en IA o aprendizaje automático a expensas de preguntas más apremiantes. Centrándonos en la inversión en estas tecnologías en el contexto de COVID-19 en hogares de ancianos, nos basamos en estudios críticos sobre tecnologías de información y datos para comprender profundamente cómo la discriminación por edad está implicada en los daños sistémicos que experimentan los residentes y trabajadores cuando las tecnologías de vigilancia se posicionan como soluciones Luego sugerimos vías generativas y señalamos varias posibles agendas de investigación que podrían iluminar los daños algorítmicos emergentes y su fuerza animadora dentro de los hogares de ancianos. En la tradición de la gerontología crítica, el nuestro es un proyecto de aportar conocimientos de la gerontología y los estudios de la edad para influir en un trabajo más amplio sobre la automatización y los sistemas algorítmicos de toma de decisiones para grupos marginados, y llevar ese trabajo a la gerontología. Este documento ilustra formas específicas en las que las ideas importantes de los estudios críticos sobre raza, discapacidad y feministas nos ayudan a extraer el poder de la discriminación por edad como herramienta retórica y analítica. Demostramos por qué tal compromiso es necesario para darse cuenta de la capacidad de la gerontología para contribuir al discurso oportuno sobre los daños algorítmicos y elevar el tema de la discriminación por edad para un compromiso serio en todos los campos relacionados con la justicia social y económica. Comenzamos con los hogares de ancianos porque son un entorno poco estudiado, pero socialmente significativo y oportuno para comprender los daños algorítmicos. Esperamos que esto contribuya a esfuerzos más amplios para comprender y reparar los daños en todos los sectores y colectivos marginados.

MaryBeth Apriceno, del Departamento de Psicología de la Universidad de Stony Brook en Nueva York escribe, en Gerontologist, un artículo sobre la priorización de los recursos de atención médica y empleo durante COVID-19 y los roles del envejecimiento benévolo y hostil. La discriminación por edad benévola y hostil son subtipos de discriminación por edad que caracterizan a los adultos mayores como incompetentes. Con discriminación por edad benevolente, los adultos mayores también son vistos como cálidos. La pandemia de la enfermedad por coronavirus 2019 (COVID-19) ha agotado los recursos y ha provocado debates sobre la prioridad de los adultos mayores frente a otros grupos. Los estudiantes universitarios completaron una encuesta en línea sobre cuánta prioridad se debe dar a los adultos mayores en 3 escenarios relevantes relacionados con la atención médica y 3 escenarios laborales relevantes. La discriminación por edad benévola predijo significativamente una mayor prioridad para que los adultos mayores recibieran atención médica, triaje, vacuna contra el COVID-19 y pruebas de detección de la COVID-19 y recursos laborales, retención del trabajo y trabajar desde casa, mientras que una mayor aprobación de la discriminación por edad hostil predijo significativamente calificaciones de prioridad más bajas. Estos hallazgos replican y amplían trabajos anteriores. A medida que la pandemia de COVID-19 continúa causando estragos en la atención médica y los recursos laborales, este estudio arroja luz sobre un factor, la discriminación por edad benevolente y hostil, que contribuye a una mayor comprensión de las opiniones de priorización hacia un segmento vulnerable de la población.

Amanda A. Arcieri, del Departamento de Psicología del Wagner College, Campus Road en Staten Island, estudia las relaciones entre la ansiedad, la discriminación por edad y la discapacidad por el COVID-19. El artículo fue publicado en Psychological Reports. La pandemia de COVID-19 es una fuente de ansiedad a nivel mundial, y los confinamientos han aumentado los síntomas de ansiedad, contribuido al estrés económico e influido en un aumento de los prejuicios, en particular los prejuicios dirigidos a los ancianos y las personas con discapacidad. La teoría del manejo del terror sirve como una explicación de la asociación entre la ansiedad, la discriminación por edad y la discapacidad por COVID-19. Al reclutar participantes de Amazon MTurk[59], evalué la ansiedad sobre el COVID-19, la discriminación por edad y la

[59] Amazon Mechanical Turk (MTurk) es un mercado de crowdsourcing que facilita que las personas y las empresas subcontraten sus procesos y trabajos a una fuerza laboral distribuida que puede realizar estas tareas virtualmente. Esto podría incluir cualquier cosa, desde realizar una simple validación e investigación de datos hasta tareas más subjetivas como la participación en encuestas, la moderación de contenido y más. MTurk permite a las empresas aprovechar la inteligencia colectiva, las habilidades y los conocimientos de una fuerza laboral global para optimizar los procesos comerciales, aumentar la recopilación y el análisis de datos y acelerar el desarrollo del aprendizaje automático.

discapacidad. Los análisis de regresión lineal jerárquica demuestran que la ansiedad por COVID-19 está significativamente asociada con la discriminación por edad y la discapacidad, así como con la edad y el género. Los resultados de este estudio tienen implicaciones sobre el efecto de la ansiedad por COVID-19 en aquellos que son más vulnerables en la pandemia actual, particularmente en lo que respecta al aislamiento y la conexión social; aquellos que están más ansiosos por la pandemia podrían pasar menos tiempo tratando de conectarse con sus amigos y familiares mayores, y lo mismo sucede con las personas en sus vidas que podrían tener una discapacidad.

Louise Aronson es geriatra y profesora de medicina en la Universidad de California, San Francisco. Es autora de Elderhood: Redefiniendo el envejecimiento, transformando la medicina y re imaginando la vida. Escribió un artículo en The Atlanatic sobre como la discriminación por edad empeoró la pandemia. Imagine, escribe, por un momento, un mundo en el que el coronavirus de rápida propagación infecte principalmente a personas menores de 50 años. Imagine que el número de muertes es más alto entre los niños y que, a partir de hoy, Estados Unidos ha informado más de 104,000 casos confirmados. y al menos 1,700 muertes, principalmente entre estudiantes de secundaria. Imagine que los científicos sospechan que los ancianos tienen un riesgo menor en función de la exposición anterior a virus similares. ¿Cómo reaccionaría ante una enfermedad que estaba matando principalmente a jóvenes en todo el planeta? Si su reacción imaginada difiere de la actual, entonces debemos hacer algunas preguntas difíciles. Lo más crucial: ¿La realidad de que los ancianos tienen más probabilidades de enfermarse y morir a causa del COVID-19 afecta la forma en que los países, en particular los EE. UU., están respondiendo a la pandemia? Hay muchas razones logísticas y políticas por las que la respuesta de Estados Unidos ha sido más débil en comparación con la de otros países. Arcieri, como médico, encontró evidencia que sugiere que la discriminación por edad también está jugando un papel, en parte porque la discriminación por edad siempre ha determinado el tipo de atención médica que reciben los estadounidenses mayores.

La profesora del Departamento de Sociología en Tallahassee, Florida, ***Anne Barrett*** analiza, en Journals of Gerontology el edadismo calculado y el sacrificio generacional como respuesta a la pandemia de COVID-19. Las respuestas populares a la pandemia ilustran la omnipresencia de la discriminación por edad y el alcance de la aquiescencia colectiva a sus expresiones más nuevas. Exploramos estos temas mediante el análisis de las reacciones de Twitter al envejecimiento calculado, un término que usamos para referirnos al edicto de una figura política de que los adultos mayores deben sacrificar sus vidas si eso mitigará el daño económico de la pandemia a los jóvenes. Mediante el análisis temático, se examinaron 188 tuits en respuesta a la declaración del 23 de marzo de 2020 del vicegobernador de Texas, Dan Patrick, que alentaba el auto sacrificio generacional. Los temas que surgieron incluyeron posiciones de apoyo u oposición y críticas de los tuiteros. La gran mayoría de los tuits, el 90 %, se opuso a la discriminación por edad calculada, mientras que solo el 5 % la apoyó y el 5 % no transmitió ninguna posición. La oposición se centró en críticas morales, críticas político-económicas, afirmaciones del valor de los adultos mayores y argumentos de salud pública. Apoyo centrado en la responsabilidad individual y el patriotismo. Si bien investigaciones anteriores revelan el arraigo de la discriminación por edad en la cultura popular, nuestro estudio encuentra que tiene límites e identifica las razones subyacentes. Las razones más comunes para oponerse a la discriminación por edad calculada se centran en su inmoralidad y en que privilegia los intereses económicos de unos pocos poderosos sobre los muchos, patrones que sugieren que los límites de la discriminación por edad están influenciados por creencias fundamentales sobre la equidad. También están formados por una convicción fundamental de que las vidas de personas mayores tienen valor. Esta solidaridad intergeneracional podría aprovecharse para reducir la discriminación por edad durante la pandemia y más allá.

Kyle Christensen, del Departamento de Estudios de Comunicación, Huntingdon College en Montgomery, en un ensayo titulado *Desenmascarando la discriminación por edad de la blancura durante COVID-19*, publicado en Communication and Critical-Cultural Studies. El ensayo explora cómo la discriminación por edad y la supremacía juvenil han informado las actitudes y acciones contra el enmascaramiento de la masculinidad blanca tóxica durante la pandemia de COVID-19. Argumento que debido a que las poblaciones de edad avanzada han sido particularmente vulnerables durante la pandemia y debido a que las máscaras faciales a menudo connotan esta vulnerabilidad, la masculinidad blanca ha tratado de mantener el poder resistiéndose al enmascaramiento y, por lo tanto, evitando ser percibida como mayor. Al analizar la retórica contra el enmascaramiento de Donald Trump en su campaña presidencial de EEUU de 2020, muestro cómo la resistencia de la masculinidad blanca tóxica al enmascaramiento es un esfuerzo por presentarse como joven, con la juventud ligada a las nociones de poder, blancura y salud.

Del presidente emérito del Sistema de Salud de la Universidad de Virginia Occidental, ***Christopher C Colenda***, recuperamos trabajos sobre la pandemia de COVID-19 y discriminación por edad, haciendo una llamada a la atención humanitaria y una respuesta sobre la lógica capaz utilizada en un intento equivocado de combatir la discriminación por edad durante el COVID-19[60]. Se menciona a la Dra. Louise Aronson[61], en un comentario aleccionador, en la revista The Atlantic, cuanbdo escribió sobre la discriminación por edad empeorando la pandemia, señaló cuán diferente podríamos estar actuando si el COVID-19 pusiera a los jóvenes, a diferencia de las personas mayores, en mayor riesgo. Señaló comentarios discriminatorios como que el COVID-19 es un removedor de boomers y las percepciones sobre los adultos mayores como irresponsables, y contrastó estas observaciones con las acciones más empáticas tomadas por empresas responsables, como las tiendas de comestibles que ofrecían horarios reservados para clientes mayores. Sin embargo, su reflexión más desafiante fue la falta inicial de su centro médico de desarrollar protocolos específicos de prevención y manejo para

[60] Ver Cera Cruise
[61] Ver Louise Aronson

adultos mayores. La disminución de la valoración de las personas por parte de la sociedad a medida que envejecen es un hilo continuo dentro de la discriminación por edad. Abordar la discriminación por edad en esta pandemia requiere evidencia que contravenga las nociones preconcebidas, y ofrecemos dos ejemplos como evidencia: el valor de la sabiduría y la resiliencia personal.

El segundo documento, publicado en la misma revista que el anterior, es una respuesta a la carta de Cruise, Facultad de Medicina de la Universidad de Calgary, comentada más arriba. Cruise y Lashewicz presentan una perspectiva interesante de nuestro editorial, COVID-19 Pandemia y discriminación por edad: un llamado a comentar la atención humanitaria que tienen o se percibe que tienen discapacidad, cuando utilizamos características de resiliencia y sabiduría de los adultos mayores como justificación para recibir atención. Y al hacerlo, sucumbimos a las ideas neoliberales de que la atención humanitaria es algo que se gana en lugar de ser universalmente proporcionada a todas las personas, independientemente de su capacidad. La crítica de los autores fue inesperada y sugiere que las mejores intenciones pueden revelar sesgos implícitos. No sentimos la necesidad de disculparnos, pero agradecemos sus comentarios perspicaces. Hemos pasado nuestras carreras profesionales avanzando en la comprensión de los determinantes biopsicosociales y culturales del envejecimiento, el diagnóstico y manejo de enfermedades y discapacidades de la vejez, y presionando a los sistemas de atención médica para que amplíen las prácticas de gestión de atención para adultos mayores. Nunca supusimos que las personas mayores con deficiencias cognitivas o físicas tendrían o no sabiduría o resiliencia. Por el contrario, recordamos estas características personales todos los días. El período de tiempo en que se escribió el editorial es importante: a mediados de marzo y principios de abril de 2020. Esto fue al principio de la pandemia, cuando la rápida propagación comunitaria de COVID-19 estaba afectando a las principales ciudades de los Estados Unidos; mucho se desconocía sobre la enfermedad; los protocolos de tratamiento para los enfermos graves no estaban bien elaborados, y los recursos sanitarios estaban abrumados por los pacientes en estado crítico. En esta crisis, el sesgo implícito de "discriminación por edad" iba en aumento a medida que se tomaban decisiones de clasificación y asignación de recursos limitados para quién recibía qué tratamientos, cuándo y dónde. Nos enfocamos profundamente en mitigar el sesgo implícito de la discriminación por edad y en proporcionar una voz para aquellos en riesgo de perder la agencia personal para tomar decisiones y racionar la atención médica solo en función de la edad. Agradecemos el punto de los autores sobre los ideales humanistas y el desafío de cualquier forma de racionamiento de atención médica basada en el bienestar o la capacidad. Elegimos resaltar la resiliencia y la sabiduría como un medio para ayudar a humanizar a los pacientes mayores y recordar a los médicos, administradores de atención médica y legisladores que la edad, en sí misma, no debe ser el único factor determinante de quién recibe tratamiento durante esta pandemia en curso. Es interesante que nuestros intentos de combatir la "discriminación por edad" mediante la promoción de consideraciones humanistas se percibieron como deshumanizantes a través del acto de intentar humanizar. Creemos que Cruise y Lashewicz han detectado un problema general con todos los ismos.

Carson De Fries, de la Universidad de Denver en Colorado, y sus colaboradores, analizan en un estudio cualitativo sobre las perspectivas de los adultos mayores sobre la edad durante el covid-19. Comenta que desde que comenzó la pandemia de COVID-19, se ha informado un aumento de la discriminación por edad hacia los adultos mayores. La investigación demuestra que los eventos que perpetúan las actitudes negativas hacia los adultos mayores pueden aumentar la discriminación por edad y los resultados negativos asociados. El propósito de este estudio cualitativo fenomenológico fue explorar cómo los adultos mayores navegaron las experiencias de discriminación por edad y sus relaciones sociales durante la pandemia de COVID-19. Se realizaron entrevistas semiestructuradas con adultos de 60 años o más entre febrero y abril de 2021 a través de Zoom. Los datos se codificaron utilizando un enfoque iterativo e inductivo y se realizó un análisis temático para extraer temas de los datos. Se entrevistó a un total de 24 participantes de 61 a 80 años, media de 70,6. La mayoría de los participantes se identificaron como mujeres blancas, jubiladas y con al menos una licenciatura. Los hallazgos mostraron que los participantes experimentaron discriminación por edad en curso, pero no informaron experiencias de discriminación por edad asociadas específicamente con COVID-19. Las experiencias de discriminación por edad, no relacionadas con COVID-19, compartidas por los participantes incluyeron suposiciones sobre la (in)capacidad de los adultos mayores para usar la tecnología, discriminación por edad en entornos profesionales y sentimientos de que la discriminación por edad es una parte inevitable del envejecimiento. La investigación futura debería examinar el impacto de la interseccionalidad en este tema dentro de poblaciones más diversas y explorar las posibles diferencias que pueden haber ocurrido a lo largo de las diferentes etapas de la pandemia.

Usha Dhakal, estudiante de la Miami University, publica en Innovation in Aging, sobre edad y envejecimiento en la pandemia de covid-19. Los gerontólogos se apresuraron a señalar el resurgimiento de la discriminación por edad que se reflejaba en las opiniones paternalistas, sobregeneralizadas y deficitarias del envejecimiento que dominaban las discusiones sobre los riesgos de la enfermedad asociados con la edad y sus consecuencias.

Journal of the American Geriatrics Society, publicó un artículo de ***Timothy W. Farrell,*** de la División de Geriatría de la Escuela de Medicina Spencer Fox Eccles, de la Universidad de Utah. La Sociedad Estadounidense de Geriatría, AGS, siempre ha abogado por un sistema de atención médica que satisfaga las necesidades de los adultos mayores, lo que incluye abordar los impactos de la discriminación por edad en la atención médica. La intersección del racismo estructural y la discriminación por edad agrava la desventaja experimentada por las comunidades históricamente marginadas. El racismo estructural y la discriminación por edad se han arraigado durante mucho tiempo en todos los aspectos de la sociedad estadounidense, incluida la atención médica. Esta intersección exacerba las disparidades en los determinantes sociales de la salud, incluido el acceso deficiente a la atención médica y los malos resultados. Estas injusticias sociales profundamente arraigadas han sido puestas al frente de la conciencia pública colectiva en diferentes momentos a lo largo de la historia. La pandemia de COVID-19 puso al descubierto y exacerbó las desigualdades existentes infligidas a comunidades históricamente marginadas. La retórica y las políticas discriminatorias durante la pandemia de COVID-19 marginaron aún más a los adultos mayores. Aunque el impacto perjudicial del racismo estructural en la salud ha sido bien documentado en la literatura, la investigación generativa sobre la intersección del racismo estructural y la discriminación por edad es limitada. La AGS está trabajando para identificar y desmantelar las estructuras de atención médica que crean y perpetúan estas injusticias combinadas y, al hacerlo, crear un sistema de atención médica estadounidense más justo. Este documento tiene como objetivo brindar una descripción general de los marcos importantes y guiar los esfuerzos futuros para identificar y eliminar el sesgo dentro de los sistemas de prestación de atención médica y la capacitación de las profesiones de la salud con un enfoque particular en la intersección del racismo estructural y la discriminación por edad. El racismo estructural y la discriminación por edad se han arraigado durante mucho tiempo en todos los aspectos de la sociedad estadounidense, incluida la atención médica, lo que exacerba las disparidades en los determinantes sociales de la salud, incluido el acceso deficiente a la atención médica y los malos resultados; Las construcciones de racismo y discriminación por edad pueden tener efectos negativos en los resultados de salud que pueden magnificarse cuando la raza y la edad se cruzan; Los cambios fundamentales deben hacer realidad la promesa de un sistema de salud justo, que incluyen una mayor representación de personas de grupos racialmente minoritarios en la fuerza laboral de atención médica, apoyo a los aprendices de diversos orígenes para lograr el éxito en sus carreras elegidas e inclusión de diversas voces en los debates sobre políticas de atención médica.

Janelle Fassi, del Saint del Anselm College, en Manchester, publicó, en Journal of Intergenerational Relationships, sobre la efectividad de una actividad intergeneracional virtual para reducir la discriminación por edad en adultos jóvenes y mayores. Examinaron si una actividad intergeneracional virtual era factible y efectiva para reducir la discriminación por edad entre adultos mayores, y jóvenes, durante la pandemia de COVID-19. Completaron una actividad intergeneracional virtual, y se realizó un análisis para una submuestra que completaron encuestas sobre discriminación por edad antes y después de la prueba. Las pruebas t de muestras pareadas no mostraron cambios significativos en la discriminación por edad en las actitudes hacia OA. Las actitudes de edad de OA hacia YA se redujeron significativamente. Las respuestas abiertas revelaron varios temas, por ejemplo desafiar los estereotipos. La evidencia preliminar demostró la factibilidad de esta actividad. Se necesita un tamaño de muestra más grande para determinar mejor la eficacia.

Karen Fingerman de la University of Texas at Austin escribió sobre la campaña contra la discriminación por edad, publicado en Gerontologist, comenta que los gerontólogos enfrentan desafíos de salud pública cuando comunican la distinción entre envejecer y experimentar deterioros físicos y cognitivos. Según la Administración sobre el Envejecimiento, en 2021, el perfil de estadounidenses mayores de 2020, aproximadamente una quinta parte de los adultos mayores de 65 años, experimentan una discapacidad física o cognitiva que afecta su capacidad para funcionar y hasta el 40 % experimenta mucha dificultad con la movilidad. La otra cara de esto significa que el 80 % de los adultos mayores no experimentan discapacidad y el 60 % solo tiene impedimentos de movilidad moderados o pequeños. La conflagración de la decadencia y el envejecimiento es insidiosa y oscurece la heterogeneidad de la vejez. Sin duda, algunos adultos mayores requieren asistencia, pero otros adultos mayores están brindando esa asistencia. Durante la pandemia de la enfermedad por coronavirus de 2019, los medios de comunicación se centraron justificadamente en la cantidad desproporcionada de adultos mayores frágiles que fallecieron, pero no se prestó atención a la participación de adultos mayores de 50 años en la primera línea. Aproximadamente el 37% de los trabajadores esenciales durante la pandemia (p. ej., en atención médica, transporte, comercio minorista crítico y entrega postal) tenían más de 50 años. Sin embargo, cuando los ventiladores y las camas de la unidad de cuidados intensivos eran escasos, los especialistas en bioética discutieron la edad, desde los 70 años, como un criterio para determinar quién recibiría atención médica, como si la edad fuera sinónimo de riesgos médicos y respuestas al tratamiento.

David C. Grabowski, profesor de la Health Care Policy, Harvard Medical School, publica en Research in Gerontological Nursing, una respuesta al comentario sobre las intersecciones del racismo estructural y la discriminación por edad en tiempos de COVID-19, el racismo y la discriminación por edad ayudan a explicar la inversión insuficiente en cuidados a largo plazo. El artículo presenta la discusión sobre el Instituto de Medicina que documenta las disparidades raciales y étnicas generalizadas en el acceso a la atención médica y los resultados de salud. Los temas incluyen la ciencia de enfermería gerontológica para participar en investigaciones que aborden las desigualdades en LTC[62]; y los programas de Medicaid toman adecuadamente los problemas de riesgo social más amplio en contexto mientras establecen la política de pago de Medicaid[63].

Allyson Graf, del Departamento de Psicología de la Northern Kentucky University, escribe en Innovation in Aging, sobre cómo las universidades amigables con las personas mayores pueden combatir la edad. En un momento de creciente matriculación entre los estudiantes adultos, los cuerpos estudiantiles son cada vez más diversos en edad. Identificar y reducir el sesgo relacionado con la edad en el campus puede ser multipropósito para apoyar a quienes experimentan la discriminación por edad mientras se promueven las habilidades profesionales para combatir la discriminación por edad en las carreras futuras de los estudiantes. La literatura existente se ha centrado principalmente en la discriminación por edad en el lugar de trabajo y la experimentada por el

[62] long-term care: cuidado a largo plazo

[63] Medicaid es un programa de asistencia federal-estatal para personas de bajos ingresos de todas las edades. Por lo general, los pacientes no pagan parte de los costos de los gastos médicos cubiertos, pero a veces se requiere un pequeño copago

profesorado y el personal en la educación superior, mientras que menos se ha centrado en la discriminación por edad experimentada por estudiantes adultos y la posible interrupción que esto crea para sentirse incluidos como parte de la comunidad del campus. Presentan, la autora y sus colaboradores, datos de un estudio de métodos mixtos de estudiantes adultos que evalúa la medida en que experimentan y se ven afectados por el sesgo relacionado con la edad en el campus. Los datos se utilizan para justificar la capacitación de profesores y estudiantes para mejorar el contacto intergeneracional en el aula y más allá bajo el paraguas más amplio de las iniciativas DEI[64].

En otro artículo Graf escribe, en Journal of Aging and Health, acerca de la discriminación por edad como una influencia modificadora en las creencias de salud de COVID-19 y la intención de distanciamiento social. Los comentarios han sugerido que el énfasis inicial en las tasas más altas de susceptibilidad y mortalidad de los adultos mayores a la COVID-19 ha instigado la discriminación por edad en el discurso público y las decisiones políticas. Usando el modelo de creencias de salud, el estudio actual examinó la discriminación por edad en interacción con otros factores que influyen en la intención de distanciamiento social. La amenaza de contraer COVID-19, los beneficios y las barreras para el distanciamiento social, la discriminación por edad benevolente y hostil y la intención de distanciamiento social se examinaron en 960 adultos. La discriminación por edad benévola y hostil fueron moderadores significativos tanto para la amenaza percibida como para las barreras en la intención de

[64] Diversidad, Igualdad, Inclusión

distanciamiento social; la discriminación por edad hostil también moderó los beneficios por intención de distanciamiento social. Discusión: El estudio actual demuestra cómo la discriminación por edad influye en el comportamiento durante una pandemia. Con los informes iniciales de COVID-19 que presentan a los adultos mayores como un grupo homogéneo, la discriminación por edad interactuó negativamente con la intención de distanciamiento social y puede poner a los adultos mayores en mayor riesgo.

Sarah Jen, de la University of Kansas diserta, en Journals of Gerontology, sobre la discriminación por edad en la cobertura periodística relacionada con el COVID en el primer mes de una pandemia. Comenta que los medios de comunicación han descrito constantemente a los adultos mayores como una población médicamente vulnerable durante la pandemia de la enfermedad por coronavirus 2019, pero la falta de preocupación por su salud y seguridad ha resultado en el despido y la devaluación. Esta situación sin precedentes pone de relieve la discriminación por edad social en curso y sus manifestaciones en el discurso público. Este análisis pregunta cómo las fuentes de noticias nacionales realizaron la discriminación por edad explícita e implícita durante el primer mes de la pandemia. Utilizando métodos de análisis de contenido y discurso crítico, analizaron 287 artículos sobre adultos mayores y COVID-19 publicados entre el 11 de marzo y el 10 de abril de 2020 en 4 periódicos importantes de EE. UU. Los hallazgos indican que, si bien la discriminación por edad rara vez se discutió explícitamente, el sesgo por discriminación por edad fue evidente en los patrones de informes implícitos, por ejemplo el uso frecuente del término anciano, representaciones de adultos mayores como vulnerables. Las tasas de infección y mortalidad y la atención institucionalizada se encontraban entre los temas más comúnmente informados, lo que proporciona un retrato limitado del envejecimiento durante la pandemia. La narrativa más antigua de supervivientes ofrece una alternativa positiva al sugerir ejemplos excepcionales de resiliencia y valor. Sin embargo, la narrativa del sobreviviente también puede culpar implícitamente a aquellos que no pueden sobrevivir o prosperar en la vida posterior. Este estudio proporciona información para los encargados de formular políticas, investigadores y profesionales que exploran las percepciones sociales de los adultos mayores y cómo los medios de comunicación difunden y mantienen estas percepciones.

Catherine Ju, de la Washington University, St. Louis, Missouri, analiza las experiencias y orígenes percibidos del edadismo compasivo entre adultos mayores durante la pandemia de Covid-19. Durante la pandemia de COVID-19, hubo un aumento en los mensajes de los medios, MM, y los comportamientos interpersonales, IB, que podrían haberse considerado como un reflejo de la discriminación por edad compasiva, es decir, la discriminación por edad que se deriva de las percepciones de los adultos mayores, OA, como cálidos pero incompetentes). Sin embargo, no está claro cómo los OA experimentaron estos MM e IB durante la pandemia. El estudio actual examinó cómo los OA percibían los MM e IB relacionados con la pandemia. Reclutaron 74 OA que viven en la comunidad. Los participantes completaron una encuesta en la que informaron hasta qué punto se habían encontrado con cinco MM y nueve IB durante la pandemia de COVID-19. Luego, los participantes calificaron si creían que cada MM e IB estaban motivados por la atención y cuán ofendidos estaban por ello. Casi todos los participantes habían encontrado MM sobre la vulnerabilidad de los OA al COVID-19, por ejemplo más probabilidades de contraer COVID-19, 97 %; más probabilidades de morir a causa de COVID-19, 97 %). Además, la mayoría de los participantes experimentaron IB que enfatizaron su vulnerabilidad a la COVID-19, por ejemplo otra persona les dijo que tenían una mayor probabilidad de contraer la COVID-19, 64 %; alguien los había visitado espontáneamente, 63 %. Sin embargo, entre los MM y los IB, la mayoría de los participantes, entre 59 y 100 %, los percibió como motivados por el cuidado y la preocupación, y una proporción relativamente pequeña, inferior al 20%, informó sentirse ofendido por ellos. Nuestros hallazgos subrayan la importancia de comprender los matices de la discriminación por edad desde la perspectiva de los propios OA. Las diferentes formas de discriminación por edad, es decir, discriminación por edad compasiva, discriminación por edad hostil, arraigadas en ciertos estereotipos sobre los adultos mayores, es decir, alta calidez-baja competencia, pueden moldear de manera única las experiencias vividas de los OA.

Sarah H. Kagan, de la University of Pennsylvania escribe, en Geriatric Nursing, sobre Edadismo, personas mayores y hospitalización y el camino en el pasado, buscando liderar en el futuro, publicado en Edadismo. La lucha contra la discriminación por edad en la sociedad y dentro de la atención médica es más tensa que nunca. La experiencia de la pandemia de COVID-19 genera una nueva conciencia sobre la discriminación por edad en Estados Unidos y en todo el mundo. Mientras que las enfermeras que ejercen en el cuidado a largo plazo posiblemente se enfrenten a algunos de los efectos más conmovedores de la discriminación por edad, las enfermeras de pacientes hospitalizados también son testigos del impacto. De hecho, esta pandemia mostró una luz brillante sobre los profundos efectos de la discriminación hacia las personas mayores con enfermedades agudas y críticas. La discriminación por edad apareció rápidamente como la respuesta predeterminada a la morbilidad y mortalidad de COVID-19, en ausencia de evidencia específica sobre los factores causales. Ante las respuestas a la COVID-19, muchos de nosotros nos comprometimos a desmantelar la discriminación por edad y reemplazarla con comprensiones conscientes y amigables con la edad, nos vimos obligados a volver a lo básico. Los conceptos básicos comienzan con la identificación de asociaciones desgastadas e inapropiadas entre la edad cronológica y los resultados de salud. No, la edad cronológica no es causal en los resultados de COVID-19 ni en el resultado de ninguna condición; la relación es sólo una correlación. No, las personas mayores no están destinadas a morir a causa de la infección por SARS-CoV-2, al igual que cualquier otro grupo de personas de edad similar está lejos de experimentar un resultado específico de cualquier afección. La edad cronológica es un elemento ubicuo pero bastante inútil en todos los registros de atención médica y es frecuente y repetidamente la base de la discriminación por edad en la atención médica. Nuestras luchas con la discriminación por edad pueden sentirse muy contemporáneas. De hecho, la lucha contra esta forma de discriminación, a menudo insidiosa, se remonta a décadas. Desmantelar la discriminación por edad y adoptar actitudes y acciones conscientes de la edad y amigables con la edad en el cuidado de la salud y en toda nuestra comunidad requiere coraje, fuerza y vigilancia.

Sheri R. Levy, del Departamento de Psicología de la Stony Brook University, en New York, USA, publica en Journal of Social Issues sobre la crisis mundial de la discriminación por edad. La pandemia de COVID-19 exacerbó la discriminación por edad hacia los adultos mayores con discurso de odio, resentimiento intergeneracional y violaciones de los derechos humanos. Este artículo proporciona una descripción general de la literatura de investigación teórica y aplicada interdisciplinaria e internacional en tres sub-áreas: actitudes y relaciones intergeneracionales, efectos psicológicos y físicos de la discriminación por edad en adultos mayores y reducción de la discriminación por edad. Los temas transversales son la necesidad de considerar las opiniones, el tratamiento y las experiencias positivas, incluso aparentemente positivas, y negativas de los adultos mayores, ampliar el estudio de poblaciones diversas, incluso por edad y país, así como la interseccionalidad discriminación por edad y otros ismos, por ejemplo capacitismo, clasismo, heterosexismo, racismo, sexismo, ampliar el estudio de las manifestaciones de amplio alcance de la discriminación por edad en múltiples niveles de análisis, incluida una mayor atención a los derechos humanos y nuevos indicadores de discriminación por edad, y ampliar el círculo de colaboraciones interdisciplinarias e internacionales dentro y entre comunidades de todo el mundo con todas las partes interesadas y legisladores. La discriminación por edad y otros ismos están entrelazados y multiplicados por el envejecimiento de la población y otros problemas sociales como las pandemias y las crisis climáticas. Este artículo tiene como objetivo hacer sonar aún más la alarma sobre la necesidad urgente de sociedades amigables con las personas mayores y abordar la discriminación por edad a través de investigaciones básicas, medidas preventivas y esfuerzos de intervención.

Bronwen Lichtenstein, profesora de Sociología en la Sociology, University de Alabama, publicó, en Journals of Gerontology, un trabajo sobre los brotes de discriminación por edad en tres países con enfoques divergentes para el control del coronavirus. En el artículo se compara las respuestas al control del coronavirus en Australia, el Reino Unido y los Estados Unidos, 3 países en los que estalló la discriminación por edad pública sobre los costos sociales y económicos de proteger a los adultos mayores del Covid-19. Para el estudio se seleccionaron treinta y cinco periódicos, sitios web de medios y revistas de actualidad: 8 de Australia, 12 del Reino Unido y 15 de los Estados Unidos. Las búsquedas se realizaron diariamente de abril a junio de 2020, utilizando palabras clave para identificar temas relacionados con la edad en el control de la pandemia. A pesar de las políticas divergentes en los 3 países, la discriminación por edad tomó formas similares. Las respuestas públicas a los cierres y otras medidas presentan a los adultos mayores como un problema que debe ignorarse o resolverse mediante la segregación. Los insultos, la culpa y las reacciones de "así sea" hacia la vulnerabilidad de la edad eran comunes. Las políticas que prohíben las visitas a los hogares de ancianos enfurecieron a muchos familiares y adultos mayores. El aislamiento indefinido para los adultos mayores fue ampliamente aceptado, especialmente como un vehículo para poner fin a los cierres públicos y las crisis económicas. Los adultos mayores han soportado y seguirán soportando la peor parte de la COVID-19 en términos de cargas sociales y recuentos de cadáveres a medida que la pandemia sigue afectando a personas de todo el mundo.

Localizamos varios documentos de ***Ashley Lytle***, profesora de psicología, Instituto de Tecnología Stevens. Instapals: *Reducir la discriminación por edad facilitando el contacto intergeneracional y brindando educación sobre el envejecimiento; Reducción de la discriminación por edad con videos breves sobre educación para la vejez, discriminación por edad y contacto intergeneracional; Un examen de las experiencias de contacto intergeneracional usando 10,338 entradas de diario de 2,414 adultos jóvenes; Una investigación experimental de una amistad intergeneracional en línea simulada; El envejecimiento previo a la pandemia hacia los adultos mayores predice las intenciones de comportamiento durante la pandemia de COVID-19; Reducir la discriminación por edad hacia los adultos mayores y destacar a los adultos mayores como contribuyentes durante la pandemia de COVID-19; Comprender la tensión intergeneracional durante la pandemia de COVID-19: el papel de la discriminación por edad ambivalente*. Las revistas donde publicó son: Gerontology & Geriatrics Education; Gerontologist; Journals of Gerontology Series B-Psychological Sciences and Social Sciences; Journal of Social Issues y Journal of Intergenerational Relationships. Según los descriptores utilizados, los temas tratados son: Actitudes y percepción hacia el envejecimiento/envejecido; Análisis de los sentimientos; Conductas prosociales; Contacto intergeneracional; COVID-19; Discriminación por edad; Edadismo benevolente; Edadismo hostil; Educación sobre el envejecimiento; Estereotipos; Intenciones de comportamiento Intervención; Modelo PEACE[65]; Reducción de la discriminación por edad; Relaciones intergeneracionales; Tensión intergeneracional; Teoría del contacto.

De ***Jasmin Tahmaseb-McConatha***, de la West Chester University, identificamos dos documentos: edadismo y percepciones de vulnerabilidad: enmarque de la edad durante la pandemia de covid-19 y edadismo, compromiso laboral, estereotipos negativos, clima intergeneracional y satisfacción con la vida entre empleados de mediana edad y mayores en un entorno universitario. Nos centramos, por pertinencia, sólo en el primero, publicado en Innovation in Aging. Las representaciones mediáticas de la pandemia de Covid-19 y sus devastadoras consecuencias han dado forma a los miedos, la ansiedad y las percepciones de vulnerabilidad de las personas. Los científicos sociales han examinado las consecuencias de cómo se "enmarca" la información. La teoría del encuadre afirma que los problemas se pueden

[65] El Método PEACE, acrónimo que recoge la esencia de esta técnica de entrevista/interrogatorio, (planear y preparar, explicar e involucrar, recuento, aclaración, cierre y evaluación) es especialmente empático con el entrevistado/interrogado y garantista de los derechos de los investigados, pero en ocasiones poco eficaz cuando los sospechosos son especialmente reticentes a colaborar en la investigación policial.

representar de manera diferente enfatizando o restando énfasis a los aspectos y la información. Según Lakoff[66] el impacto de un mensaje no se basa en lo que se dice sino en cómo se dice. Las teorías del encuadre se centran en cómo los medios enmarcan los problemas, que luego estructuran y dan forma a las actitudes y políticas. Un artículo de noticias sirve como marco para un mensaje previsto. Este documento examina las formas en que se ha enmarcado la edad durante la pandemia de Covid-19. Uno de los marcos más dominantes en términos de cobertura de COVID-19 es cómo se ha analizado la pandemia a través de la lente de la edad y enmarcada en términos de discriminación por edad. Los resultados de los artículos de noticias que aparecen en varios periódicos destacados indican que es probable que las percepciones de los ancianos y sus vulnerabilidades ante las graves consecuencias de la COVID-19 ayuden a perpetuar o crear discriminación por edad.

Caitlin Monahan, Stony Brook University escribe, en American Psychologist, sobre COVID-19 y discriminación por edad: cómo las respuestas positivas y negativas impactan a los adultos mayores y la sociedad. Las tasas desproporcionadamente altas de complicaciones de salud y mortalidad por la enfermedad del coronavirus 2019 entre los adultos mayores provocaron respuestas públicas de apoyo, como programas especiales para personas mayores con horario de compras

[66] En el contexto cognitivista de los estudios del lenguaje han surgido distintas propuestas para el estudio de la metáfora. Esta nota muestra un análisis comparativo de las propuestas de la teoría de la metáfora conceptual (tmc) y de la metáfora deliberada (tmd), tomando como criterios sus supuestos y aplicaciones investigativas. Posteriormente se propone el diálogo entre dichas teorías y la delimitación de sus áreas de investigación. El análisis realizado permite establecer conexiones entre ambas teorías y plantear posibles áreas de investigación que fortalezcan el estudio de la metáfora y su relación con el lenguaje, el pensamiento y la comunicación.

temprano y amigo por correspondencia. Simultáneamente, algunos adultos mayores enfrentaron negligencia y demostraciones flagrantes de discriminación por edad, por ejemplo Boomer Remover y se consideraron la prioridad más baja para recibir atención médica. Este artículo examina las respuestas positivas y negativas hacia los adultos mayores en los Estados Unidos durante la pandemia y las consecuencias para los adultos mayores y la sociedad utilizando datos de la pandemia en los Estados Unidos, informados por datos de otros países, así como teorías y estudios empíricos anteriores investigación sobre la mirada y el trato de los adultos mayores. Específicamente, las respuestas positivas pueden reforzar el valor de los adultos mayores, mejorar la salud mental y física de los adultos mayores, reducir la discriminación por edad y mejorar las relaciones intergeneracionales, mientras que las respuestas negativas pueden tener efectos opuestos. Sin embargo, las respuestas positivas, distanciamiento social para proteger a los adultos mayores de la infección por COVID-19, pueden aumentar inadvertidamente la soledad, la depresión, los problemas de salud y los estereotipos negativos de los adultos mayores, por ejemplo indefensos, débiles.

Joann Montepare, de la Lasell University, escribe sobre cómo combatir la discriminación por edad en una pandemia y en un futuro. Las manifestaciones de discriminación por edad durante la reciente pandemia de COVID-19 exigen formas de combatir las opiniones negativas persistentes de los adultos mayores y las disparidades que alimentan, especialmente a la luz del envejecimiento de la población. Discutimos la iniciativa pionera de la Universidad Amigable con la Edad, AFU, que adopta un enfoque a nivel de sistemas y ofrece principios rectores para promover la inclusión de la edad, que a su vez puede combatir e inocular a las personas contra la discriminación por edad. En particular, los principios abogan por que los adultos mayores puedan participar en actividades educativas básicas en la educación superior para el desarrollo personal y profesional y que las instituciones amplíen la educación sobre el envejecimiento, la investigación sobre el envejecimiento y el intercambio intergeneracional. La necesidad de que las instituciones educativas sean más amigables con las personas mayores se ha vuelto aún más clara y apremiante durante la pandemia, donde la discriminación por edad se ha exacerbado. Basándose en evidencia empírica, muestran, los autores, cómo se pueden aplicar los principios de AFU para interrumpir las raíces de la discriminación por edad y los sesgos de edad, y las disparidades en los entornos laborales y de atención médica. Las conexiones entre la iniciativa AFU y las iniciativas de Comunidades Amigables con las Personas Mayores, Sistemas de Salud Amigables con las Personas Mayores y Empleadores Amigables con las Personas Mayores se sugieren como un movimiento colectivo hacia un ecosistema más inclusivo que fomente el bienestar de todas las personas a medida que envejecen.

Carly Pullen, de la West Virginia University, abarca el tema de la edad como predictor a la hora de priorizar las vacunas Covid19 para adultos mayores y residentes. La discriminación por edad y los estereotipos de edad con respecto a los adultos mayores se han generalizado e influyen en muchas políticas y prácticas. La discriminación por edad benévola incluye actitudes o comportamientos que parecen abiertamente positivos pero que en realidad son condescendientes. La discriminación por edad hostil, generalmente expresada a través de estereotipos negativos, destaca el mal funcionamiento físico y mental de los adultos mayores. El objetivo del estudio actual fue examinar el papel de la discriminación por edad benevolente y hostil en las percepciones de la prioridad de vacunación durante la pandemia de COVID-19. Como parte de un estudio longitudinal más amplio sobre las percepciones del envejecimiento, se recopilaron medidas de discriminación por edad benevolente y hostil en enero de 2020, antes de que comenzara la pandemia en los EE. UU. En marzo de 2021, se pidió a los mismos participantes que identificaran las principales prioridades de vacunación por grupos de clasificación, por ejemplo adultos de 65 años o más, maestros de escuela, etc. Los participantes que colocaron a los adultos mayores en el grupo de menor prioridad expresaron un envejecimiento más benévolo antes de la pandemia que aquellos que colocaron a los adultos mayores en el grupo de máxima prioridad. Los participantes que colocaron a los adultos mayores en el grupo de menor prioridad expresaron una discriminación por edad más hostil antes de la pandemia, en comparación con aquellos que colocaron a los adultos mayores en el grupo de máxima prioridad. De manera similar a los hallazgos de Vale[67], los resultados de este estudio sugieren que la discriminación por edad influye en las ideas de las personas sobre la clasificación para la vacuna. En particular, ninguna forma de discriminación por edad se relacionó con

[67] Ver Michael T. Vale

la priorización de otros grupos de alto riesgo, incluidos los miembros de grupos minoritarios raciales/étnicos o los trabajadores de la salud.

Laurinda Reynolds, profesora, Jefa de Departamento y Coordinadora del Programa de Educación Profesional, Departamento de Gerontología, American River College, Sacramento, publicó, en Journal of Aging & Social Policy, un artículo sobre la pandemia de COVID-19 como exponente de una comprensión limitada de la discriminación por edad. Durante la pandemia de COVID-19, la justificación de las órdenes de permanecer en casa ha enfatizado la vulnerabilidad de las personas mayores. Aunque a veces se mencionaron otros grupos en riesgo, el énfasis en las personas mayores podría tener efectos en las actitudes sobre el envejecimiento y las personas mayores en las próximas décadas. Este ensayo proporciona una descripción biopsicosocial integral de la discriminación por edad y analiza la pandemia como un "evento de enfoque" que ejemplifica la consecuencia social extrema de la discriminación por edad para toda la población de personas mayores. Sugiere revisiones a la Ley de Justicia para Personas Mayores y la utilización de programas como las iniciativas de Re-encuadre[68] del Envejecimiento, Universidad Amigable con la Edad y Primeros Auxilios para la Edad para reducir la edad a raíz de la pandemia.

Sheria G. Robinson-Lane, profesora asistente de la Universidad de Michigan, publicó un artículo sobre las intersecciones del racismo estructural y la discriminación por edad en tiempos de COVID-19: un

[68] El reencuadre consiste en ser capaces de percibir cualquier situación o experiencia desde diferentes perspectivas, y centrarnos en aquella que nos resulta más útil. De esta forma descubrimos que, muchas veces, una situación aparentemente adversa puede convertirse en algo muy positivo

llamado a la acción para la ciencia de la enfermería gerontológica, en Research in Gerontological Nursing. Las consecuencias para la salud del racismo sistémico y la discriminación por edad han recibido una atención cada vez mayor a medida que la pandemia de la enfermedad por coronavirus de 2019 ha sacado a la luz deficiencias e injusticias de larga data que están estructuralmente arraigadas en nuestros sistemas de salud. El comentario sobre el estado de la ciencia actual aborda las influencias cruzadas del racismo y la discriminación por edad sistémicos, y otros "-ismos" que conspiran para crear resultados de salud dispares para los adultos mayores de entornos históricamente excluidos y marginados. Robinson-Lane y colaboradores se enfocan específicamente en el sector de cuidados a largo plazo como un microcosmos representativo de las desigualdades estructurales, al mismo tiempo que reconocemos que estas barreras injustas para la salud son generalizadas, endémicas y omnipresentes. Presentan un llamado a la acción para que la ciencia de la enfermería gerontológica se involucre profunda y sólidamente en estas realidades y el imperativo ético y científico que presentan para garantizar que todos los adultos mayores encuentren las condiciones justas para maximizar su salud y bienestar.

Antonius D. Skipper, Profesor Asistente de la Universidad Estatal de Georgia, escribió sobre discriminación por edad y la respuesta intergeneracional de Twitter, en Journal of Aging Studies. Los primeros informes de COVID-19 a menudo presentaban incorrectamente el virus como una preocupación grave solo entre los adultos mayores. En la plataforma de redes sociales de Twitter, Boomer Remover se originó como un hashtag destinado a expresar las disparidades relacionadas con la edad de COVID-19. Este estudio usó un análisis de contenido para examinar tuits durante un período de dos semanas en marzo de 2020 que usaron Boomer Remover para hablar sobre el COVID-19 entre adultos mayores. Se analizaron un total de 1875 tuits. Los temas destacados incluyen: Hay una brecha intergeneracional real, Los jóvenes también se ven afectados, Se está utilizando para obtener ganancias políticas y Boomer Remover es simplemente una falta de respeto. Los hallazgos sugieren que muchos de los tuits que emplean Boomer Remover se basaron en la discriminación por edad personal o política. Además, una parte significativa de los tuiteros utilizó Boomer Remover para defender a los adultos mayores y denunciar la discriminación por edad. Este estudio destaca la importancia de reconocer y abordar la creciente brecha intergeneracional en las redes sociales, particularmente durante la pandemia de COVID-19.

Amanda Sokan, de la Universidad de Arizona, en Innovation in Aging, escribe sobre medición de la edad relacionada con Covid. Los prejuicios, la discriminación y los estereotipos negativos basados en la edad, edadismo, son de larga data y están fuertemente implicados en los malos resultados de salud y el acceso limitado a la atención médica para los adultos mayores. Escritos recientes sugieren que la pandemia de COVID-19 elevó el espectro de la discriminación por edad a un nivel completamente nuevo. ¿Estas observaciones reflejan una exageración de la discriminación por edad "habitual" o una manifestación única de tensión intergeneracional arraigada en el resentimiento de las personas más jóvenes con respecto a las interrupciones relacionadas con COVID en sus vidas que se cree que son principalmente una función de la vulnerabilidad de las personas mayores al fenómeno de la enfermedad? Para abordar esta pregunta, el propósito de este estudio fue desarrollar y probar un instrumento para medir las tendencias de edad asociadas con la pandemia de COVID-19. Se evaluó la validez de contenido de los ítems de la escala, escritos para reflejar las actitudes sobre el paternalismo, la inconveniencia y el sacrificio. Luego, se administró la escala de 12 ítems a 227 estudiantes de pregrado y posgrado en ciencias de la salud y sociales. El análisis mostró que los ítems tienen una fuerte consistencia interna y validez concurrente y discriminante. Es importante destacar que la escala explicó la variación única por encima de otras medidas estándar de discriminación por edad. La discriminación por edad está profundamente arraigada en la cultura global y estadounidense y está fuertemente relacionada con los resultados negativos. Esta escala ayudará a los investigadores a investigar las consecuencias de la edad de la pandemia actual y nos ayudará a monitorear lo que podrían ser efectos residuales a largo plazo de la pandemia de COVID.

Jennifer Sublett, estudiante de la Universidad de Akron, escribe sobre los correlaciones de la edad durante la pandemia de Covid19. Publicado en Innovation in Aging, comenta en el resumen inicial: Resumen Antecedentes: La enfermería en los Estados Unidos de América es una fuerza laboral que envejece. Este estudio buscó comprender mejor la experiencia de vida de las enfermeras que envejecen. Debido a que las enfermeras trabajan en sistemas donde otras formas de dinámicas de poder interpersonal pueden influir en los estereotipos internos y externos, se aplicó un enfoque basado en la teoría interseccional. La fuente de datos fue un análisis narrativo temático cualitativo de un conjunto de datos existente de historias digitales en primera persona en el proyecto Nurstory, escrito por un grupo de enfermeras. Se aplicó un método de codificación emergente. Se analizó la colección de cinco relatos digitales. Resultados: Todas las historias fueron relatos en primera persona de experiencias que representaban sus reflexiones internalizadas y elementos de discriminación por edad en la forma en que su edad interactuaba con su entorno laboral. Los temas dominantes incluyeron: Restricción de roles, Fuerza, Cansado y re cansado, Edad percibida y Soledad. Estas historias de enfermería envejecidas se suman a las capas contextuales del lugar de trabajo de atención médica envejecida y la fuerza laboral de enfermería envejecida. Estas experiencias individuales ofrecen una comprensión matizada de las respuestas internalizadas al envejecimiento y la discriminación por edad. Estas historias destacan actitudes socialmente construidas y socialmente reforzadas que se complican por las expectativas personales y ocupacionales del trabajo de la enfermera, su papel y las jerarquías arraigadas en la atención médica. Historias como estas son importantes indicadores individuales y colectivos de experiencias vividas que ofrecen una comprensión más profunda de las intersecciones de la identidad social y el envejecimiento, que cuando se escuchan, pueden ofrecer información y un camino a seguir para abordar el estereotipo, la discriminación y las desigualdades sociales de la discriminación por edad.

Michael T. Vale, Profesor Universidad del Sagrado Corazón de Akron, escribe sobre la discriminación por edad y el cambio de comportamiento durante una pandemia de salud. En Frontiers in Psychology podemos leerle: La pandemia de COVID-19 ha dado lugar a un presunto aumento de la discriminación por edad en los Estados Unidos y ha impuesto modificaciones críticas en el comportamiento de salud y seguridad para personas de todas las edades[69]. Dado que los adultos mayores son un grupo de alto riesgo, mantener su seguridad ha sido primordial en la implementación de medidas preventivas, es decir, más lavado de manos, distanciamiento social; sin embargo, hacer tales modificaciones de comportamiento podría depender de cómo uno ve a los adultos mayores, es decir, estereotipos de edad. Por lo tanto, el objetivo del estudio pre registrado actual era explorar si la discriminación por edad hostil y benevolente se relaciona con el miedo y el cambio de comportamiento relacionados con la pandemia. Una encuesta en línea que evaluó las respuestas a la pandemia fue realizada por 164 adultos jóvenes y 171 adultos mayores. Una mayor discriminación por edad hostil predijo una menor modificación del comportamiento relacionado con la pandemia. Aquellos con un alto grado de discriminación por edad benévola informaron un menor cambio de comportamiento, pero también informaron un mayor miedo relacionado con la pandemia; sin embargo, cuando el miedo relacionado con la pandemia se consideró un mediador entre los dos, la direccionalidad entre la discriminación por edad benevolente y el cambio de comportamiento cambió, lo que indica un

[69] Los autores citan a Ayalon y a Lichtenstein, vistos en este estudio

efecto de supresión. Estos hallazgos destacan que las actitudes discriminatorias predicen las respuestas a la pandemia y que la discriminación por edad hostil y benévola son facetas distintas que tienen implicaciones únicas durante una pandemia de salud.

Frankie H. C. Wong, Universidad de Maryland, escribe en Ageing & Society, sobre edadismo negativo y edadismo compasivo en la cobertura de noticias de personas mayores bajo COVID-19 y cómo se asociaron la progresión de la pandemia y las respuestas de salud pública con diferentes temas de noticias. Estudios anteriores han encontrado narrativas negativas sobre el envejecimiento en los medios durante la pandemia de COVID-19. Sin embargo, pocos se han centrado en la discriminación por edad compasiva y cómo respondieron las noticias a la progresión de la pandemia de COVID-19. Investigamos temas mediáticos de discriminación por edad negativa y compasiva y sus relaciones con los parámetros de COVID-19 y la respuesta de salud pública. La muestra incluyó 1197 artículos relevantes para COVID-19 y las personas mayores en Hong Kong publicados entre enero y diciembre de 2020. Usaron análisis temático para identificar temas de los artículos de noticias y modelos de ecuaciones estructurales para explorar la relación de estos temas con la cantidad de personas mayores infectados, el número de reproducción efectiva, el número de muertes por COVID-19 y la respuesta de salud pública son paralelos en el tiempo. Las variables relacionadas con la pandemia se retrasaron un día, el tiempo necesario para reflejarse en las noticias. Dos temas negativos de discriminación por edad retrataron a las personas mayores como vulnerables a la COVID-19 pero contraproducentes para combatir la pandemia. Dos temas de discriminación por edad compasiva representaron a las personas mayores como un grupo homogéneo de receptores de asistencia pasiva. El tema culpabilizar a los mayores se asoció con el número de infecciones confirmadas, pero la vulnerabilidad de los mayores no se asoció con variables relacionadas con la pandemia. El tema ayudar a los ancianos se asoció negativamente con el porcentaje de ancianos en infecciones confirmadas. El tema recursos disponibles se asoció negativamente con infecciones confirmadas pero positivamente con el Índice de Contención y Salud. Los hallazgos sugirieron que la discriminación por edad negativa y compasiva se tradujo en narrativas sobre las personas mayores en los medios de comunicación a medida que la pandemia evolucionó, pero no abordó el riesgo real al que se enfrentaban.

Estudio documental de los artículos

Revistas

Breve reseña de las revistas que han publicado los artículos analizados sobre edadismo durante el periodo 2020-2022. Se incluyen las referencias de los mismos. Por áreas de conocimiento.

Área de Geriatría y Gerontología y Envejecimiento

- **Age and Ageing**. Revista médica bimensual revisada por pares que cubre todos los aspectos de la medicina geriátrica y la gerontología.
- **Ageing & Society**. Revista científica mensual revisada por pares que cubre la gerontología desde una perspectiva sociológica.
- **Aging Clinical and Experimental Research**. La investigación clínica y experimental sobre el envejecimiento ofrece un foro multidisciplinario en el campo progresivo de la gerontología y la geriatría. Las áreas que cubre la revista incluyen: biogerontología, neurociencias, epidemiología, gerontología clínica y evaluación geriátrica, gerontología social, económica y conductual. "Investigación clínica y experimental sobre el envejecimiento" aparece mensualmente y publica artículos de revisión, artículos originales, comunicaciones breves, cartas al editor y puntos de vista.
- **Australasian Journal on Ageing**. Revista científica trimestral revisada por pares que cubre los campos de la gerontología y la geriatría.
- **BMC Geriatr**. Revista de acceso abierto que publica artículos de investigación originales revisados por pares en todos los aspectos de

la salud y la atención médica de las personas mayores, incluidos los efectos de los sistemas y políticas de atención médica.

- **Clinical Gerontologist**. Presenta investigaciones originales, revisiones y comentarios clínicos centrados en la salud conductual de los adultos mayores, con interés particular en los temas de diversidad y disparidades, ya que afectan la salud conductual de los adultos mayores.
- **Educational Gerontology**. Esta revista muy respetada ofrece investigaciones originales actualizadas en los campos de la gerontología, la educación de adultos y las ciencias sociales y del comportamiento. Investigadores de todo el mundo se beneficiarán del intercambio de ideas tanto para el estudio como para la práctica de la gerontología educativa.
- **Geriatrics**. Revista científica internacional de acceso abierto, revisada por pares, sobre medicina geriátrica, publicada bimensualmente en línea por MDPI[70].
- **Gerontologist**. Revista de la Sociedad Gerontológica de América que publica investigaciones y análisis aplicados y multidisciplinarios sobre temas sociales relacionados con el envejecimiento humano. Informa a la amplia comunidad de disciplinas y profesiones involucradas en la comprensión del proceso de envejecimiento y la atención a las personas mayores.

[70]Pionera en publicaciones académicas de acceso abierto, ha apoyado a las comunidades académicas desde 1996. Con sede en Basilea, Suiza, MDPI tiene la misión de fomentar el intercambio científico abierto en todas las formas y en todas las disciplinas

- **Gerontology & Geriatrics Education**. Revista oficial de la Academia de gerontología en la educación superior, es una revista revisada por pares que se centra en el intercambio de información relacionada con la investigación, el desarrollo curricular, la evaluación de programas, la innovación en el aula y la práctica, y otros temas con fines educativos. implicaciones para la gerontología y la geriatría.
- **Geropsych-the Journal of Gerontopsychology and Geriatric Psychiatry**. Revista internacional líder que proporciona un foro interdisciplinario para el campo de rápido crecimiento de la investigación sobre el envejecimiento. Publica investigaciones originales y revisadas por pares que abordan los aspectos biológicos, psicológicos, conductuales, sociales y culturales del proceso de envejecimiento.
- **Innovation in Aging**. Revista de acceso abierto de The Gerontological Society of America (GSA) que publica estudios de investigación conceptualmente sólidos y metodológicamente rigurosos que describen teorías innovadoras, métodos de investigación, intervenciones, evaluaciones y políticas relevantes para el envejecimiento y el curso de la vida. El contenido de la revista refleja los amplios intereses de investigación de los miembros de la GSA.
- **International Journal of Aging & Human Development**. La Revista Internacional de Envejecimiento y Desarrollo Humano es una revista médica revisada por pares que cubre la gerontología desde múltiples perspectivas disciplinarias. Fue establecido en 1970 como

Envejecimiento y Desarrollo Humano, obteniendo su nombre actual en 1973.

- **International Psychogeriatrics**. Una revista multidisciplinaria muy respetada, International Psychogeriatrics publica artículos de investigación originales de alta calidad en el campo de la psicogeriatría. La revista tiene como objetivo ser la revista líder revisada por pares que se ocupe de todos los aspectos de la salud mental de las personas mayores en todo el mundo.
- **Journal of the American Geriatrics Society.** Es la revista de referencia para la investigación clínica del envejecimiento. Brindan a una comunidad diversa e interprofesional de profesionales de la salud los últimos conocimientos sobre educación, práctica clínica y políticas públicas en geriatría, todo lo cual respalda la atención de alta calidad centrada en la persona, esencial para nuestro bienestar a medida que envejecemos.
- **Journal of Applied Gerontology**. Revista académica revisada por pares que publica artículos en el campo de la Gerontología Aplicada.
- **Journal of Gerontological Social Work**. La revista, de Trabajo Social Gerontológico, tiene como objetivo ser la voz líder en el desarrollo del pensamiento, la investigación, la formación educativa y la práctica profesional en el campo del trabajo social gerontológico..
- **Journal of Population Ageing**. Emanina las cuestiones generales que surgen del envejecimiento de la población mundial. Proporciona un foro para el debate interdisciplinario internacional sobre el envejecimiento de la población, centrándose en la investigación teórica

y empírica y la innovación y el desarrollo metodológico. Esta revista interdisciplinaria publica editoriales, artículos originales revisados por pares y revisiones de temas y literatura.

- **Journal of the American Geriatrics Society**. Journal of the American Geriatrics Society es una revista revisada por pares de la American Geriatrics Society.
- **Journal of the American Medical Directors Association**. Es una revista médica revisada por pares. Es la publicación oficial de la American Medical Directors Association. La revista cubre todos los aspectos de la atención a largo plazo y la geriatría.
- **Journals of Gerontology Series B-Psychological Sciences and Social Sciences.** Pertenece a una serie de revistas que fueron las primeras que trataron específicamente en Estados Unidos. La tradición de excelencia en estas revistas científicas revisadas por pares, establecida en 1946, continúa hoy. Las Revistas de Gerontología Serie B® publican dentro de sus portadas la Revista de Gerontología: Ciencias Psicológicas y la Revista de Gerontología: Ciencias Sociales. Revista De Gerontología: Ciencias Psicológicas,
- **Lancet Healthy Longevity**. The Lancet Healthy Longevity es una revista multidisciplinar que publica investigaciones y reseñas clínicamente centradas en la longevidad y el envejecimiento saludable.
- **Revista Española de Geriatría y Gerontología**. Órgano de Expresión de la Sociedad, una de las sociedades que está experimentando mayor crecimiento por lo que respecta al número de afiliados.

- **European Journal of Ageing**. La publicación interdisciplinaria European Journal of Ageing: Social, Behavioral and Health Perspectives (EJA) está dedicada a la comprensión del envejecimiento en todo el mundo. La cobertura incluye artículos originales sobre los aspectos sociales, conductuales y de salud de la población del envejecimiento, fomentando un enfoque integrado entre estos aspectos.
- **Ageing International**. Proporciona un lugar de publicación para académicos e investigadores internacionales con un enfoque particular en el cuidado, el deterioro cognitivo y la demencia, el cuidado a largo plazo y las relaciones intergeneracionales.
- **Journal of Aging and Health**. Revista médica que cubre el envejecimiento.
- **Rasp-Research on Ageing and Social Policy**. Es una revista bianual de acceso abierto libre de cargos por procesamiento de artículos.
- **Journal of Adult Development**. Revista interdisciplinaria que cubre el desarrollo en la adultez temprana, la mediana edad y la adultez tardía. La revista apoya artículos teóricos y empíricos innovadores que ayuden a dirigir el futuro de nuestro campo.
- **Journal of Adult Protection**. Une la brecha entre la investigación y la práctica. Aborda las perspectivas emergentes y los desarrollos en salvaguardia, protección de adultos, capacidad mental y áreas relacionadas en todos los grupos de usuarios de servicios para adultos.

- **Journal of Loss & Trauma.** La revista aborda temas relacionados con la salud psicológica y física y las pérdidas interpersonales en relación con la familia extensa, la vida comunitaria y la sociedad en su conjunto.

Área de Enfermería

- **Geriatric Nursing.** Enfermería Geriátrica es una fuente integral de información clínica y asesoramiento de gestión relacionada con el cuidado de los adultos mayores. Los artículos revisados por pares de la revista informan los últimos avances en el manejo de trastornos agudos y crónicos y brindan consejos prácticos sobre el cuidado de adultos mayores a largo plazo.
- **International Journal of Older People Nursing.** International Journal of Older People Nursing es una revista trimestral en línea revisada por pares que proporciona un foro internacional para avanzar en el conocimiento y la práctica de la enfermería gerontológica. IJOPN tiene como objetivo desafiar las suposiciones y promover el análisis crítico para avanzar en la práctica de enfermería e informar los debates sobre la atención social y de salud para las personas mayores en todo el mundo.
- **International Nursing Review.** Es un recurso clave para las enfermeras de todo el mundo. Se alientan los artículos que reflejen los cinco valores clave del CIE: flexibilidad, inclusión, asociación, logros y liderazgo visionario.

- **Journal of Advanced Nursing**. The Journal of Advanced Nursing es una revista médica mensual revisada por pares que cubre todos los aspectos de la enfermería. Es publicado por John Wiley & Sons. JAN es una revista internacional revisada por pares líder en el mundo.
- **Journal of Clinical Nursing**. Es una revista médica mensual revisada por pares que cubre todos los aspectos de la enfermería
- **Journal of Holistic Nursing**. Revista de enfermería revisada por pares, tiene como objetivo facilitar la integración de las perspectivas holísticas de la enfermería holística con la medicina occidental tradicional.
- **Nurse Education Today**. Proporciona un foro para la publicación de investigación, revisión y debate originales de alta calidad en la discusión de la educación en enfermería, partería y cuidado de la salud interprofesional, y publica artículos que contribuyen al avance de la teoría educativa y la pedagogía que apoyan la práctica basada en la evidencia para educadores de todo el mundo.
- **Nursing and Health Sciences Journal**. Revista internacional revisada por pares y de acceso abierto que publica KHD Production, para acomodar a investigadores y profesionales de la salud que publican sus artículos científicos.
- **Nursing Open**. Nursing Open es una revista médica bimensual de acceso abierto revisada por pares que cubre todos los aspectos de la enfermería.
- **Research in Gerontological Nursing**. Publicación bimensual revisada por pares que ofrece investigaciones interdisciplinarias de

vanguardia en enfermería gerontológica a educadores, académicos, médicos y legisladores involucrados con adultos mayores en todos los entornos de atención médica.

- **Cultura de los Cuidados.** Revista de Enfermería y Humanidades, surge en el seno del Departamento de Enfermería de la Universidad de Alicante por una iniciativa de la Asociación Nacional de historia y antropología de los cuidados (1997) que mantiene desde sus orígenes la misma estructura y enfoque. Pero la filosofía que impulsa la creación de Cultura de los Cuidados se inspira desde el principio y a lo largo de los años en un entramado fuertemente cohesionado mediante el soporte de un tronco común, el pensamiento enfermero centrado en la investigación cualitativa y que se vertebra en cuatro ramificaciones que constituyen los cuatro pilares o secciones de la revista: fenomenología de los cuidados, historia de la enfermería, antropología de los cuidados y teoría y método.

Áreas de Psicología, Psiquiatría, Salud Mental

- **American Psychologist**. American Psychologist es una revista académica revisada por pares publicada por la Asociación Americana de Psicología.
- **Cadernos de Psicologia**. Es una publicación semestral de la Sociedad Brasileña de Psicología, publicada exclusivamente en línea. Es una revista de acceso abierto, que acoge trabajos de alta calidad que pueden ser utilizados con fines didácticos o en actividades de docencia y formación.

- **Clínica y Salud**. Publica, principalmente, investigaciones empíricas originales de interés para los psicólogos, que sean una contribución al conocimiento correspondiente al ámbito de la Psicología Clínica y de la Salud.
- **Europes Journal of Psychology**. Es una revista académica revisada por pares que cubre la investigación en psicología social, incluida la cognición social, las actitudes, los procesos grupales, la influencia social, las relaciones intergrupales, el yo y la identidad, la comunicación no verbal y los aspectos psicológicos sociales del afecto y la emoción. y del lenguaje y el discurso.
- **Experimental Aging Research**. Experimental Aging Research es una revista científica revisada por pares que cubre la investigación sobre la duración de la vida y el envejecimiento desde una perspectiva psicológica y psicobiológica.
- **Frontiers in Psychology**. Revista más grande en su campo y publica investigaciones rigurosamente revisadas por pares en las ciencias psicológicas, desde la investigación clínica hasta la ciencia cognitiva, desde la percepción hasta la conciencia, desde los estudios de imágenes hasta los factores humanos y desde la cognición animal hasta la psicología social.
- **Group Processes & Intergroup Relations**. Es una revista científica de psicología social dedicada a la investigación de los procesos psicológicos sociales dentro y entre grupos. Proporciona un foro y está dirigido a investigadores y estudiantes de psicología social y discípulos relacionados (por ejemplo, ciencias organizacionales y de gestión,

ciencias políticas, sociología, lenguaje y comunicación, psicología intercultural, relaciones internacionales) que tienen un interés científico en el social. psicología de los grupos humanos.

- **International Journal of Clinical and Health Psychology**. También conocida por su título en español Revista Internacional de Psicología Clínica y de la Salud, es una revista médica trianual revisada por pares que cubre psicología clínica y de la salud.
- **The Journal of Social Psychology**. Revista académica bimensual que cubre la psicología social. Abarca todas las áreas de la psicología social básica y aplicada
- **Psychiatry Research**. Psychiatry Research es una revista médica revisada por pares que cubre la psiquiatría.
- **Psychological Reports**. Revista académica bimensual revisada por pares que cubre la investigación en psicología y psiquiatría.
- **Psychology and Aging**. Revista científica mensual revisada por pares publicada por la Asociación Estadounidense de Psicología.
- **Asian journal of psychiatry**. Es una revista general y completa de psiquiatría para psiquiatras, médicos de salud mental, neurólogos, médicos, estudiantes de salud mental y aquellos involucrados en el desarrollo de políticas de salud mental.
- **Journal of Alzheimers Disease**. Revista médica revisada por pares publicada que cubre la etiología, patogenia, epidemiología, genética, tratamiento y psicología de la enfermedad de Alzheimer.
- **Journal of Community & Applied Social Psychology**. La revista tiene como objetivo completar una revisión y evaluación exhaustivas

de los artículos, y devolver una primera decisión a los autores dentro de las 12 semanas posteriores a la presentación.

- **Translational Issues in Psychological Science**. Translational Issues in Psychological Science® es una revista de traducción de temas críticos, en la que cada número trata un tema diferente que representa múltiples puntos de vista sobre la ciencia psicológica. Cada número de TPS se concentra en un solo tema importante, oportuno y/o potencialmente controvertido en la ciencia traslacional que es de amplio interés para científicos, profesionales y el público en general.
- **Frontiers in Psychiatry**. Frontiers in Psychiatry publica investigaciones rigurosamente revisadas por pares en un amplio espectro de investigación traslacional, básica y clínica.
- **Aging Mental Health**. Aging & Mental Health es una revista científica mensual revisada por pares publicada por Routledge que cubre la investigación sobre la relación entre el proceso de envejecimiento y la salud mental.
- **Journal of Social Issues**. The Journal of Social Issues es una revista académica trimestral revisada por pares publicada por Wiley-Blackwell en nombre de la Sociedad para el Estudio Psicológico de Problemas Sociales junto con Análisis de Problemas Sociales y Políticas Públicas y Problemas Sociales y Revisión de Políticas.
- **Journal of Affective Disorders**. Revista médica revisada por pares que cubre la investigación sobre todos los aspectos de los trastornos afectivos.

Área de Terapias cognitivas y ocupacionales

- **Australian Occupational Therapy Journal**. Revista médica bimensual revisada por pares que cubre la terapia ocupacional. Se estableció en 1952 como el Boletín de la Asociación Australiana de Terapeutas Ocupacionales, obteniendo su título actual en 1963.
- **Cognitive Therapy and Research**. Publica estudios experimentales; artículos teóricos, de revisión, técnicos y metodológicos; estudios de caso; y breves informes. Es una revista interdisciplinaria de concepción amplia que estimula y comunica la investigación y la teoría sobre el papel de los procesos cognitivos en la adaptación y el ajuste humanos.

Área de Sociología

- **Annual Review of Sociology**. La Revista Anual de Sociología, en publicación desde 1975, cubre los desarrollos significativos en el campo de la sociología. Los temas tratados en la revista incluyen los principales desarrollos teóricos y metodológicos, así como la investigación actual en los principales subcampos. Las revisiones generalmente cubren procesos sociales, instituciones y cultura, organizaciones, sociología política y económica, estratificación, demografía, sociología urbana, política social, sociología histórica y desarrollos importantes en sociología en otras regiones del mundo.
- **Ekonomski Vjesnik**. Revisión de temas económicos, empresariales y empresariales contemporáneos está dirigido a científicos y profesionales. Publica trabajos que contribuyen al conocimiento

teórico, metodológico y empírico en el complejo campo de la economía. Los artículos pueden basarse en análisis cuantitativos y cualitativos, pueden representar síntesis de investigaciones previas y apuntar a preguntas abiertas en áreas especiales de la práctica socioeconómica.

- **Frontiers in Public Health**. La salud pública en el siglo XXI: desafíos, necesidades y el papel de nuestra revista La modificación humana del medio ambiente avanza de manera rápida, pero la velocidad de las investigaciones que investigan su impacto en la salud humana es mucho menor.
- **Frontiers in Sociology**. Proporciona un foro académico internacional para la investigación de la sociedad. Un impulso utópico de imaginar y construir sociedades progresistas sustenta gran parte de la investigación sociológica. Frontiers in Sociology se centra en los problemas sociales contemporáneos, aunque una perspectiva histórica es clave para comprender el funcionamiento y el desarrollo de las sociedades. La erudición sociológica se ocupa de asuntos culturales, políticos y económicos.
- **Journal of Health and Social Behavior**. Es una revista académica trimestral revisada por pares publicada por SAGE Publications en nombre de la Asociación Americana de Sociología.
- **Israel journal of health policy research**. Israel Journal of Health Policy Research busca promover interacciones intelectuales intensivas entre académicos y profesionales de Israel y otros países con respecto a todos los aspectos de la política de salud, la investigación de los

servicios de salud, la salud pública, la promoción de la salud, la economía de la salud, la gestión de la atención de la salud y la ética, sociología y ciencia política de la atención de la salud en Israel.

- **Leisure Sciences**. Leisure Sciences, Ciencias del ocio, presenta investigaciones transdisciplinarias científicas, teóricas y conceptuales sobre el estudio del ocio, aquí concebido como el concepto de ocio en la sociedad y el comportamiento: teoría del ocio, filosofía del ocio, psicología social del ocio y sociología del ocio. Además, el estudio de conceptos relacionados como parques y espacios urbanos, recreación y eventos, viajes y turismo, compromiso ambiental y bienestar son bienvenidos aquí. Los artículos que destacan la teoría, la metodología, los métodos y avanzan en la comprensión del ocio reciben prioridad para su consideración de publicación.
- **Sociologicky Casopis-Czech Sociological Review**. Es la revista insignia de la comunidad sociológica checa. Respaldada por un consejo editorial internacional y publicada seis veces al año, la revista está abierta a académicos de todo el mundo.
- **Omega-Journal of Death and Dying**. Es una revista académica revisada por pares que cubre todos los aspectos del estudio de la muerte y el morir. Es una revista multidisciplinar, que abarca disciplinas como la psicología, la sociología y la antropología

Área de Filosofía

- **Enrahonar**. Es una revista académica internacional de filosofía fundada en 1981 y editada por la Universitat Autònoma de Barcelona

(Departamento de Filosofía). Enrahonar pone un especial énfasis en las contribuciones relativas a la razón o racionalidad teórica y práctica en todos sus aspectos y en las distintas disciplinas filosóficas, como la epistemología, la ética, la estética, la metafísica, la filosofía de la ciencia o la filosofía del lenguaje, de la mente y de la acción, incluyendo también la perspectiva histórica.

- **History and Philosophy of the Life Sciences**. Es una revista académica trimestral revisada por pares que cubre la historia y la filosofía de la biología.
- **Trans-Form-Acao**. Tuvo su primer número publicado en 1974 por el Departamento de Filosofía de la extinta Facultad de Filosofía, Ciencias y Letras de Assis, que en 1976 pasó a formar parte de la Universidad Estatal de São.

Área de Ética

- **Acta Bioethica**. Acta Bioethica es una publicación semestral del Centro Interdisciplinario de Estudios en Bioética de la Universidad de Chile.
- **Ethics & Behavior**. Ética y Comportamiento publica resúmenes de ciencias de la salud y la seguridad.
- **The Journal of Medical Ethics**. Es una revista académica mensual revisada por pares que cubre el campo de la bioética que se estableció en 1975.

Área de Salud Pública y Asuntos Sociales

- **International Journal of Environmental Research and Public Health**. Revista interdisciplinaria, revisada por pares y de acceso abierto, publicada quincenalmente en línea por MDPI. Cubre las Ciencias e Ingeniería Ambientales, Salud Pública, Salud Ambiental, Higiene Ocupacional, Economía de la Salud y la Investigación en Salud Global, etc...
- **International Journal of Environmental Research and Public Health**. La Revista Internacional de Investigación Ambiental y Salud Pública es una revista científica de acceso abierto revisada por pares que cubre todos los aspectos de las ciencias de la salud ambiental y la salud pública.
- **Analyses of Social Issues and Public Policy**. Análisis de Problemas Sociales y Políticas Públicas es una revista académica anual revisada por pares publicada por Wiley-Blackwell en nombre de la Sociedad para el Estudio Psicológico de Problemas Sociales junto con el Diario de Problemas Sociales y Revisión de Políticas y Problemas Sociales.
- **Research on Ageing and Social Policy**. Es una revista bianual de acceso abierto libre de cargos por procesamiento de artículos. Publica resultados de investigación con contribuciones significativas a la comprensión y mejora de las políticas sociales relacionadas con el envejecimiento y el curso de vida. RASP recopila resultados de investigación de diferentes disciplinas y enfoques metodológicos.
- **Journal of Social Policy**. Publica artículos de alta calidad sobre todos los aspectos de la política social en un contexto internacional. Pone

especial énfasis en los artículos que buscan contribuir a los debates sobre la dirección futura de la política social, presentar nuevos datos empíricos, avanzar teorías o analizar problemas en la elaboración e implementación de políticas sociales.

Área de Cuidados de Salud

- **Healthcare management fórum**. Healthcare Management Forum es la revista oficial revisada por pares del Canadian College of Health Leaders. La revista publica artículos sobre prácticas líderes relacionadas con el liderazgo y la gestión de la salud, incluidas investigaciones recientes, nuevas tecnologías y prácticas profesionales desde la perspectiva de los líderes de la salud.
- **Journal of Healthcare Quality Research**. Journal of Healthcare Quality Research (JHQR), antes conocida como Revista de Calidad Asistencial, es la Revista oficial de la Sociedad Española de Calidad Asistencial (SECA) y es una herramienta de difusión del conocimiento y reflexión para la gestión de la calidad de los servicios sanitarios en Atención Primaria, así como en los Hospitales. Publica artículos relacionados con cualquier aspecto de la investigación en el campo de la salud pública y la administración sanitaria, incluida la educación sanitaria, la epidemiología, las estadísticas médicas, la información sanitaria, la economía sanitaria, la gestión de la calidad y las políticas sanitarias.

Área de Leyes de Salud

- **European Journal of Health Law.** El European Journal of Health Law se centra en el desarrollo del derecho sanitario en Europa: nacional, comparado e internacional.

Área de Asuntos de Salud

- **Health Affairs**. Revista mensual de atención médica revisada por pares
- **Saúde debate**. Creada en 1976, es una publicación del Centro Brasileño de Estudios de la Salud que tiene como objetivo difundir estudios, investigaciones y reflexiones que contribuyan al debate en el campo de la salud colectiva, especialmente aquellos que tratan con temas relacionados con la política, la planificación, la gestión, el trabajo y la evaluación en salud. Estudios basados en diferentes enfoques teórico-metodológicos y con aportes de diferentes ramas de la ciencia.

Área de Asuntos laborales

- **Employee Relations**. Es una revista académica internacional líder que se enfoca en la importancia de comprender los desafíos y debates del empleo y los recursos humanos en el contexto de los mercados laborales nacionales e internacionales contemporáneos.

Área de Academias y Universidades

- **Anales de la Real Academia Nacional de Medicina.** Es una revista científico-médica de ámbito nacional e internacional que publica contenidos en relación con la salud, enfermedades y patologías que afectan al ser humano y artículos de interés en ciencias biomédicas básicas.
- **Bulletin De L Academie Nationale De Medecine.** El punto de referencia para la práctica médica. Escrito por especialistas para una comunidad multidisciplinar, el Boletín de la Academia Nacional de Medicina está al servicio de todas las profesiones médicas: médicos, farmacéuticos, biólogos y veterinarios así como de la Administración e instituciones implicadas en el ámbito de la salud. Las memorias originales y las actualizaciones sobre temas de actualidad se asocian con el informe de las discusiones que siguieron a su presentación. Los informes de las comisiones sobre ética médica, ejercicio de la profesión, cuestiones hospitalarias, política de drogas y enseñanza de la medicina justifican las recomendaciones de la Academia. Un testimonio de la historia de la medicina. Fuente de documentación estrictamente independiente, el Boletín es la memoria de la Academia desde 1836 y constituye un testimonio insustituible de la historia de la medicina.
- **University of Toronto Quarterly.** Es una revista académica interdisciplinaria de humanidades publicada por University of Toronto Press.

- **Connectist-Istanbul University Journal of Communication Sciences**. Revista de Ciencias de la Comunicación de la Universidad de Estambul es una revista internacional, académica, de acceso abierto y revisada por pares que se publica semestralmente en junio y diciembre desde 1992.
- **Journal of the American Medical Association (JAMA)**. Revista de la Asociación Médica Estadounidense revisada por pares y publicada desde 1883. Es una de la revistas médicas de más amplia difusión en el mundo.

Área de Epidemiología y enfermedades infecciosas

- **American Journal of Infection Control**. Es una revista científica revisada por pares de Profesionales en Control de Infecciones y Epidemiología.

Área de Medicina

- **Atencion primaria** (Barcelona. Ed. impresa). Atención Primaria es una revista que publica trabajos de investigación relativos al ámbito de la atención primaria de salud, y es el Órgano de Expresión Oficial de la Sociedad Española de Medicina de Familia y Comunitaria. Desde el punto de vista conceptual, Atención Primaria asume el nuevo modelo de atención primaria de salud, orientado no sólo a la curación de la enfermedad, sino también a su prevención y a la promoción de la salud, tanto en el plano individual como en el de la familia y la comunidad.

- **Bmj-British Medical Journal**. The BMJ, llamada British Medical Journal hasta 1988 y BMJ entre 1988 y 2014, es una revista médica publicada semanalmente en el Reino Unido por la Asociación Médica Británica.
- **Transfusion**. Transfusion es una revista médica mensual revisada por pares que cubre la medicina transfusional.
- **Lancet**. The Lancet es una revista médica británica, publicada semanalmente por The Lancet Publishing Group. Toma su nombre del instrumento quirúrgico llamado lanceta.
- **Maturitas**. Es una revista médica mensual revisada por pares que cubre la mediana edad y la salud posreproductiva. Se estableció en 1978 y es la revista oficial de la Sociedad Europea de Menopausia y Andropausia; también está afiliado a la Sociedad de Menopausia de Australasia

Área de Comunicación, Ciencia, Investigación y Conocimiento

- **Communication and Critical-Cultural Studies**. Comunicación y Estudios Críticos/Culturales (CC/CS) es una publicación revisada por pares de la Asociación Nacional de Comunicación. CC/CS publica estudios originales que sitúan la cultura como un lugar de lucha y la comunicación como una promulgación y disciplina del poder. La revista presenta una investigación crítica que trasciende los límites académicos y teóricos.

- **Convergence-the International Journal of Research into New Media Technologies.** The International Journal of Research into New Media Technologies es una revista académica trimestral revisada por pares que cubre los campos de las comunicaciones y los medios.
- **JMIR research protocols**. Es una revista que publica ideas de investigación revisadas por pares y de acceso abierto y propuestas de subvenciones, protocolos de estudios y ensayos, informes de investigaciones en curso, métodos actuales y enfoques y resultados preliminares de estudios piloto o investigación formativa que informan el diseño de innovaciones tecnológicas y de investigación médica y relacionada con la salud.
- **Journal of Aging & Social Policy**. Es una revista de ciencias sociales y médicas revisada por pares que cubre temas relacionados con el envejecimiento y las políticas públicas. Actualmente publica 6 números al año.
- **Journal of Aging Studies**. Revista científica trimestral revisada por pares centrada en el estudio del envejecimiento y temas relacionados. Su ámbito disciplinario es amplio, incluyendo las ciencias sociales, las ciencias del comportamiento y las humanidades.
- **Journal of Intergenerational Relationships**. Es el foro para académicos, profesionales, legisladores, educadores y defensores para mantenerse al tanto de las últimas investigaciones intergeneracionales, métodos de práctica e iniciativas de políticas.

- **Nordicom Review**. Es una revista dedicada a la investigación de los nuevos medios y la comunicación nórdicos. La revista se adhiere a una política rigurosa de revisión doble ciego y los artículos se publican de forma continua solo digital. Nordicom Review tiene una política de presentación abierta durante todo el año.
- **PloS one**. Se trata de revista científica de acceso abierto que cubre principalmente la investigación básica en cualquier materia relacionada con la ciencia y la medicina.
- **Regional Science Policy and Practice**. Publica seis números por año, es una revista académica revisada por pares publicada por Wiley-Blackwell en nombre de Regional Science Association International
- **Societies.** Es pionera en publicaciones académicas de acceso abierto, ha apoyado a las comunidades académicas desde 1996. Con sede en Basilea, Suiza, MDPI tiene la misión de fomentar el intercambio científico abierto en todas las formas y en todas las disciplinas.
- **The Atlantic**. Desde 1857, por la revista, ha desafiado las suposiciones y buscado la verdad. Cuando los fundadores de The Atlantic se reunieron en Boston en la primavera de 1857, querían crear una revista que fuera indispensable para el tipo de lector que estaba profundamente comprometido con los temas más importantes del momento. Los hombres y mujeres que crearon esta revista tenían una visión profética y global: eran feroces opositores de la esclavitud, pero también se sintieron motivados a superar lo que consideraban los límites del partidismo, creyendo que el libre intercambio de ideas a través de líneas ideológicas era crucial. al gran experimento

americano. Su objetivo era publicar los ensayos más urgentes, la literatura más vital; querían perseguir la verdad e interrumpir el consenso sin tener en cuenta el partido o la camarilla.

Palabras clave de los artículos

Atendiendo a las palabras clave, o descriptores, más utilizados por los autores de los documentos analizados, podemos desagregar los artículos por áreas temáticas. El fin de este apartado es conocer, al menos teóricamente, los temas y subtemas tratados en los artículos. Dejamos, puntualmente, reflejo de referencias bibliográficas. Se dan por supuestas palabras que implícitamente están en el tema central de nuestro estudio. En el gráfico que sigue a estas líneas se observa el porcentaje de frecuencia del uso de las palabras clave en sobre el total de los 185 documentos con palabras clave. Están sin agrupa semánticamente, por lo que algunos términos podrían estar teóricamente duplicados. En líneas posteriores se enumeran, por título, en español, y autor. Se muestra la referencia bibliográfica.

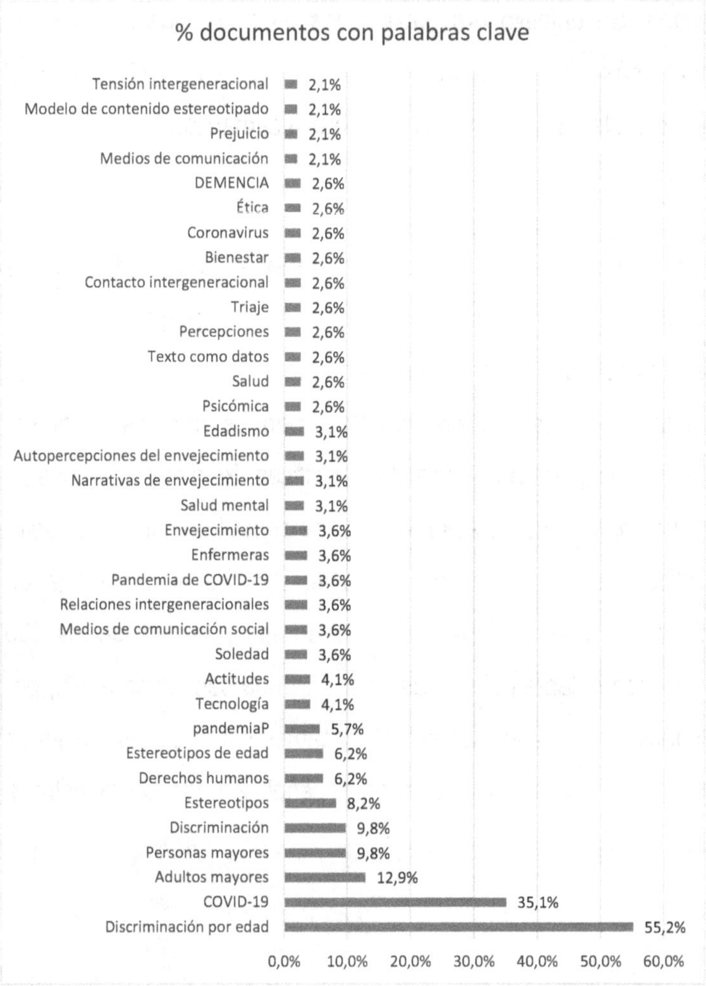
% documentos con palabras clave
Tensión intergeneracional 2,1%
Modelo de contenido estereotipado 2,1%
Prejuicio 2,1%
Medios de comunicación 2,1%
DEMENCIA 2,6%
Ética 2,6%
Coronavirus 2,6%
Bienestar 2,6%
Contacto intergeneracional 2,6%
Triaje 2,6%
Percepciones 2,6%
Texto como datos 2,6%
Salud 2,6%
Psicómica 2,6%
Edadismo 3,1%
Autopercepciones del envejecimiento 3,1%
Narrativas de envejecimiento 3,1%
Salud mental 3,1%
Envejecimiento 3,6%
Enfermeras 3,6%
Pandemia de COVID-19 3,6%
Relaciones intergeneracionales 3,6%
Medios de comunicación social 3,6%
Soledad 3,6%
Actitudes 4,1%
Tecnología 4,1%
pandemiaP 5,7%
Estereotipos de edad 6,2%
Derechos humanos 6,2%
Estereotipos 8,2%
Discriminación 9,8%
Personas mayores 9,8%
Adultos mayores 12,9%
COVID-19 35,1%
Discriminación por edad 55,2%
0,0% 10,0% 20,0% 30,0% 40,0% 50,0% 60,0%

Palabras clave, según título y autor.

- *Pandemia da COVID-19 y ageismo: una revisión integrativa.* Prejuicio de edad; discriminación por edad; discriminación por edad; discriminación; Pandemia de COVID-19. (1)
- *Actitudes de los profesionales de la salud hacia los pacientes mayores durante la pandemia de COVID-19.* COVID-19; discriminación por edad; triaje; Geriatría. (2)
- *Un análisis de encuadre gerontológico crítico de la persistente discriminación por edad en los medios de noticias en línea de Nueva Zelanda: ¡No nos llamen "ancianos"!* Discriminación por edad; Medios de noticias en línea; estereotipos; Anciano; Análisis de marco gerontológico crítico. (3)
- *Ser llamado "anciano" afecta el desarrollo de los adultos: un análisis crítico de la discriminación por edad duradera durante COVID en los medios de noticias en línea de Nueva Zelanda.* Ddiscriminación por edad; Medios de noticias en línea; Adultos mayores; Anciano; Análisis crítico del encuadre gerontológico; desarrollo adulto. (4)
- Priorización de los recursos de atención médica y empleo durante COVID-19: roles del envejecimiento benévolo y hostil. Actitudes y percepciones hacia el envejecimiento/envejecido; tensión intergeneracional; estereotipos. (5)
- *'O outro'da pandemia da Covid-19: ageísmo contra personas idosas em jornais do Brasil e do Chile.* Discriminación por edad; COVID-19; Envejecido; Noticias; Internet. (6)

- *Las relaciones entre la ansiedad*. COVID-19; ansiedad; gestión del terror; teoría edadismo capacitismo. (7)
- *'Nos hemos convertido en prisioneros de nuestra propia época': de una comunidad de jubilados de cuidados continuos a una institución total en medio del brote de COVID-19*. Cuidado a largo plazo; trauma; COVID-19; paternalismo; autonomía; soledad; Personas mayores. (8)
- *La relación entre la discriminación por edad percibida en el sistema de salud y la salud: un examen de un modelo de múltiples vías en una muestra nacional de israelíes mayores de 50 años*. Discriminación por edad; discriminación personas mayores; salud; conductas de prevención; comportamientos de salud. (9)
- *¿Combatir la discriminación por edad a través de la encarnación virtual? Uso de medidas explícitas e implícitas*. Discriminación por edad; discriminación; implícito; explícita; avatar; encarnación virtual; adultos mayores. (10)
- *Cambio Climático y Salud Mental de las Personas Mayores: Un Imperativo de Derechos Humanos*. Derechos humanos; cambio climático; discriminación por edad; susceptibilidad. (11)
- *Edadismo y el Estado de las Personas Mayores con Condiciones Mentales Durante la Pandemia y Más Allá: Manifestaciones*. Discriminación por edad; COVID-19; Personas mayores; discriminación; derechos humanos. (12)
- *Participación de las Personas Mayores con Condiciones de Salud Mental y Discapacidades Psicosociales en el Mercado Laboral.*

Derechos humanos; cambio climático; discriminación por edad; susceptibilidad. (13)

- *El papel de la discriminación por edad en las preocupaciones sobre el cambio climático y la voluntad de actuar.* Discriminación por edad; tensión intergeneracional; Justicia social; cambio climático; ambiente. (14)
- *Centros de atención a largo plazo en tiempos de COVID-19: desafíos y direcciones futuras.* Predominio; Residentes; Demencia; Trabajadores. (15)
- *No hay nada nuevo bajo el sol: discriminación por edad y tensión intergeneracional en la era del brote de COVID-19.* Percepciones. (16)
- *'La doble pandemia' del suicidio y la COVID-19: Una narrativa biopsicosocial de riesgos y prevención.* COVID-19; Coronavirus; Suicidio; Biopsicosocial; Pandemia; Prevención del suicidio. (17)
- *Papel de la dignidad en la salud mental: impacto en la discriminación por edad y los derechos humanos de las personas mayores.* Dignidad; derechos humanos; discriminación por edad; discriminación; personas mayores; geriátrico; salud mental. (18)
- *Dignidad de las Personas Mayores con Condiciones de Salud Mental: ¿Por qué Deben Importar los Médicos?.* Dignidad; derechos humanos; Personas mayores; discriminación por edad; maltrato a personas mayores; salud mental. (19)
- *Revisitando 'La peste' de Camus: dando forma al 'absurdo social' de la pandemia de COVID-19.* COVID-19; Coronavirus; pandemias; camús; La plaga; Existencialismo. (20)

- *"La minoría canosa": experiencias vividas y desafíos psicosociales de adultos mayores transgénero durante la pandemia de COVID-19 en India*. COVID-19; coronavirus; pandemia; adultos mayores; Transgénero; minorías de género; experiencias vividas; cualitativas. (21)
- *Percepciones. cuidado de la demencia*; COVID-19; encierro; trabajadores de la salud; experiencias; India. (22)
- *Edadismo calculado: sacrificio generacional como respuesta a la pandemia de COVID-19*. Estereotipos de edad, Geronticidio, Solidaridad intergeneracional. (23)
- *Foco en la edad: un constructo pasado por alto en la sociología médica*. Discriminación por edad; curso de vida; adultos mayores. (24)
- *Centrar la desigualdad de edad: desarrollar un marco de sociología de la edad*. Relaciones de edad; discriminación por edad; curso de vida; institución; actuación; identidad. (25)
- *COVID-19 y cuarentena*. COVID-19; discriminación por edad; Estudio cualitativo; adultos mayores; cuarentena. (26)
- *Hacer investigación sobre el envejecimiento en tiempos de pandemia: un enfoque reflexivo hacia la ética de la investigación durante la pandemia de COVID-19*. Pandemia de COVID-19; investigación sobre el envejecimiento; adultos mayores; discriminación por edad pandémica; ética de la investigación; momentos éticamente importantes. (27)
- *La doble paradoja de la discriminación por edad durante la pandemia de COVID-19: los casos de Hungría*. Discriminación por edad;

discriminación por edad; COVID-19; Personas mayores; modelo de ecuación estructural. (28)

- *¿Es menos probable que los solicitantes mayores sean invitados a una entrevista de trabajo? - un estudio experimental sobre la discriminación por edad.* Sociedad que envejece; Anuncios de empleo; Solicitud de empleo de auditoría; homogeneización de CV; Medición de la discriminación por edad. (29)
- *Soluciones prácticas para abordar los desafíos de salud mental y física relacionados con el COVID-19 entre los adultos mayores de bajos ingresos.* Recomendaciones; salud física; salud mental; Personas mayores; nivel socioeconómico más bajo. (30)
- *Sobre el significado del envejecimiento y la discriminación por edad: por qué importa la cultura.* envejecimiento; discriminación por edad; adultos mayores; grupos culturales; investigación cualitativa; Canadá. (31)
- *Preocupaciones de salud y síntomas de ansiedad de COVID-19 entre adultos mayores: el papel moderador de la discriminación por edad.* Discriminación por edad; síntomas de ansiedad; COVID-19; Preocupaciones de salud relacionadas con COVID-19. (32)
- *Ansiedad por el envejecimiento.* Discriminación por edad; Ansiedad por el envejecimiento; Sintomas depresivos; Soledad; adultos de mediana edad. (33)
- *Edadismo y malestar psicológico en adultos mayores: el papel moderador de la autoestima y la imagen corporal.* Percepción corporal

por edad; angustia psicológica autoestima; teoría de la encarnación del estereotipo. (34)

- *Edadismo antes y durante la pandemia de COVID-19*. Actitudes, cambio, discriminación por edad. (35)
- *Daños algorítmicos y edadismo digital en el uso de tecnologías de vigilancia en residencias de mayores*. Inteligencia artificial, tecnología, demencia, big data, adultos mayores, cuidado a largo plazo, aprendizaje automático, privacidad. (36)
- *La crisis del proyecto neoliberal de envejecimiento durante la pandemia del COVID-19: de la actividad obligatoria al aislamiento obligatorio*. Salvaguardia; Abuso; Aislamiento; Pandemia de COVID-19; Envejecimiento activo; Crisis conceptual; Derechos humanos de las personas mayores; Proyecto neoliberal de envejecimiento. (37)
- *La representación de los mayores en los medios durante la pandemia COVID-19: ¿hacia un refuerzo del edadismo?* Edadismo; Personas mayores; COVID-19; Medios de comunicación; España. (38)
- *La Experiencia Subjetiva del Edadismo: El Cuestionario de Edadismo Percibido (PAQ)*. Envejecimiento; autopercepciones del envejecimiento; salud mental; calidad de vida; Bienestar mental; encuestas y cuestionarios. (39)
- *Cambios en la discriminación por edad percibida durante la pandemia de COVID-19: impacto en la calidad de vida y el bienestar mental entre los adultos holandeses de 55 años o más*. Envejecimiento exitoso; discriminación por edad percibida; autopercepciones del envejecimiento; calidad de vida; bienestar espiritual. (40)

- *Experiencias longitudinales de adultos mayores de aislamiento del hogar y distanciamiento social durante la pandemia de COVID-19.* Atención comunitaria; COVID-19; Personas mayores; fenomenología; Estudio cualitativo. (41)
- *La experiencia de las personas mayores sobre las restricciones de COVID-19 en la vacilación de la vacuna: un estudio fenomenológico longitudinal para apoyar las conversaciones de vacunación entre enfermeras y pacientes.* COVID-19; fenomenología hermenéutica; entrevistas; enfermeras; Personas mayores; vacilación vacuna. (42)
- *Personas mayores y COVID-19: Aislamiento.* Aislamiento Social; Soledad; Adultos; Predominio; Mortalidad. (43)
- *Personas mayores durante la crisis de COVID-19 en Filipinas: Leyes favorables.* Tercera edad, política social, COVID-19, Filipinas. (44)
- *Contribución y desafíos de las enfermeras en tiempos de Covid-19: una revisión narrativa de la literatura.* Enfermería; COVID-19; desastre biológico; pandemia; compasión. (45)
- *Ageísmo como fenómeno sociocultural invisible que afecta y excluye el cuidado de personas mayores.* Ageísmo; covid 19; teoría social; personas mayores. (46)
- "*Los viejos llegan al final de la jerarquía de Grim Reaper": un análisis marco de la cobertura de los periódicos del Reino Unido sobre la vejez y el riesgo de morir durante la primera ola de la pandemia de COVID-19.* Vejez; análisis de medios; riesgo; COVID-19; discriminación por edad; análisis de encuadre. (47)

- Anales de la Real Academia Nacional de Medicina. Edadismo; Discriminación por edad; Pandemia; COVID-19; Edad avanzada; Residencias. (48)
- *Entorno construido por el vecindario y discriminación por edad en la vejez*. Discriminación por edad; ambiente; (49)
- *Ayuda no deseada: la aceptación versus el declive del comportamiento discriminatorio por edad afecta las impresiones de los adultos mayores*. Discriminación por edad; formación de impresiones; benevolente; hostil. (50)
- *Pasado por alto y subestimado: experiencias de discriminación por edad en adultos jóvenes*. Prejuicio de edad; Estereotipos de edad; Respuesta emocional. (51)
- *Percepciones de los adultos mayores sobre la discriminación por edad antes y durante la pandemia de COVID-19*. Discriminación por edad percibida; COVID-19; satisfacción de vida; salud física; edad subjetiva. (52)
- *Comunicación por edad experimentada por canadienses de mediana edad y mayores*. Discriminación por edad; estereotipos de edad; experiencias. (53)
- *Todos fuimos alguna vez jóvenes: Reducir la discriminación por edad hostil desde la perspectiva de los adultos más jóvenes*. Discriminación por edad hostil; intervenciones; relaciones intergeneracionales; modelo de contenido estereotipado; juego de dictador. (54)
- *¿Es "envejecimiento" o inmunosenescencia? Los factores de riesgo biopsicosocial del COVID-19 que agravan la inmunosenescencia como*

otro factor de riesgo del morbus. COVID-19; inmunosenescencia; envejecimiento; enfoque biopsicosocial; trabajo social gerontológico; Trabajo social clínico-evolutivo. (55)

- *Desenmascarando la discriminación por edad de la blancura durante COVID-19*. Discriminación por edad; enmascaramiento; masculinidad blanca tóxica; blancura; COVID-19. (56)
- *Edadismo En Inteligencia Artificial: Una Revisión*. Inteligencia artificial; discriminación por edad; sesgos relacionados con la edad; algoritmos de gerontología; Estrategia de búsqueda; base de datos de salud; derechos humanos; ética. (57)
- *Edadismo e inteligencia artificial: protocolo para una revisión de alcance*. Inteligencia artificial; discriminación por edad; sesgos relacionados con la edad; algoritmos de gerontología; Estrategia de búsqueda; base de datos de salud; derechos humanos; ética. (58)
- *Edadismo digital: desafíos y oportunidades en inteligencia artificial para adultos mayores*. Inclinación; Gerontología; Aprendizaje automático; Tecnología. (59)
- *Recomendaciones tecnológicas para respaldar la atención centrada en la persona en hogares de atención a largo plazo durante la pandemia de COVID-19 y más allá*. Tecnología; infraestructura; enfermería a largo plazo; residencias de ancianos; atención centrada en la persona, discriminación por edad; exclusión digital. (60)
- *Conexiones pobres y pérdidas: experiencias esenciales de cuidadores familiares que usan tecnología con familias que viven en hogares de cuidado a largo plazo durante COVID-19*. Hogares de ancianos;

tecnología; cuidadores familiares; hogares de cuidado a largo plazo; COVID-19. (61)

- *Comité Israel Ad Hoc COVID-19: Directrices para el cuidado de personas mayores durante una pandemia.* COVID-19; triaje; Directrices nacionales de Israel. (62)
- *Pertenencia desafiada: Explorando el impacto en los adultos mayores durante la pandemia de COVID-19.* Resiliencia. (63)
- *El COVID-19 y la crisis de las residencias de mayores en España: Edadismo y precariedad.* Gerontología; trabajo social; Sociología; Servicio social; Investigación interdisciplinaria en las ciencias sociales. (64)
- *Edadismo y pandemia: factores de riesgo y protectores del bienestar en personas mayores.* Bienestar; discriminación por edad; COVID-19; discriminación por edad; soledad; aislamiento social; afecto positivo; confianza en el futuro; Brote de COVID-19. (65)
- *COVID-19 y la enfermedad mental del adulto mayor: el papel de la percepción de riesgo.* Bienestar; discriminación por edad; COVID-19; discriminación por edad; soledad; aislamiento social; afecto positivo; confianza en el futuro; Brote de COVID-19. (66)
- *Del envejecimiento hostil al benévolo: actitudes polarizadoras hacia los adultos mayores en tuits alemanes relacionados con el COVID-19.* Estereotipos de edad; Pandemia de coronavirus; Análisis de contenido cualitativo; modelo de contenido estereotipado; Twiter. (67)

- *Seis proposiciones contra la discriminación por edad en la pandemia de COVID-19.* COVID-19; discriminación por edad; ética del envejecimiento; triaje; distanciamiento social; digitalización. (68)
- *Declaración de posición de AGS: estrategias de asignación de recursos y consideraciones relacionadas con la edad en la era COVID-19 y más allá.* COVID-19; bioética; racionamiento; pandemia; envejecimiento. (69)
- *Racionamiento de recursos de atención médica limitados en la era COVID-19 y más allá: consideraciones éticas con respecto a los adultos mayores.* COVID-19; ética; adulto mayor; racionamiento; triaje. (70)
- *Explorando la intersección del racismo estructural y la discriminación por edad en el cuidado de la salud.* Discriminación por edad; disparidades de salud; interseccionalidad; racismo; determinantes sociales. (71)
- *La efectividad de una actividad intergeneracional virtual para reducir la discriminación por edad en adultos jóvenes y mayores.* Intergeneracional; actividades virtuales; discriminación por edad; tecnología de la comunicación; n = 98 palabras. (72)
- *Salud.* salud; discriminación por edad; COVID-19; pandemia; adultos mayores: discriminación por edad. (73)
- *Vivir solo durante COVID-19: contacto social y bienestar emocional entre adultos mayores.* COVID-19; Soledad; Aislamiento social, Apoyo social; Quedarse en casa orden. (74)

- *Cuarentena cronológica y discriminación por edad: COVID-19 y la relación de la gerontología con la categorización por edad.* Discriminación; heterogeneidad; realismo crítico; salud pública. (75)
- *Edadismo y COVID-19: ¿qué dice la respuesta de nuestra sociedad sobre nosotros? Edad y Envejecimiento.* Discriminación por edad; COVID-19; Discurso público; hogares de cuidado a largo plazo; Personas mayores. (76)
- *Recuerdos perjudiciales de la primera línea de COVID-19: el impacto de los recuerdos episódicos de eventos potencialmente perjudiciales moralmente para uno mismo y para otros en el agotamiento de las enfermeras rumanas.* Evento potencialmente moralmente perjudicial (PMIE); intenciones de rotación; Pandemia de COVID-19; satisfacción de necesidades psicológicas básicas; enfermeras; agotamiento; memorias episódicas; teoría de la autodeterminación; memorias-como-representaciones-independientes; conocimiento autobiográfico. (77)
- *El impacto moral de la pandemia de COVID-19 en el agotamiento.* Evento potencialmente moralmente perjudicial (PMIE); satisfacción laboral; autonomía; motivación laboral; Pandemia de COVID-19; rendimiento adaptativo; agotamiento de las enfermeras; memorias episódicas; teoría de la autodeterminación. (78)
- *Edadismo y angustia moral en enfermeros que atienden a pacientes mayores.* Moraleja, angustia; discriminación por edad; enfermeras; pacientes mayores; ética de enfermería. (79)

- *Lecciones de vida útil: la importancia del conocimiento relacionado con la edad para el envejecimiento en cualquier carrera.* Esperanza de vida; situaciones de trabajo; discriminación por edad; educación; multigeneracional. (80)
- *La discriminación por edad como una influencia modificadora en las creencias de salud de COVID-19 y la intención de distanciamiento social.* Discriminación por edad; COVID-19; modelo de creencias sobre la salud; distanciamiento social; comportamientos de salud. (81)
- "*Recuerda esta foto cuando tomes más de lo que necesitas": Construyendo la moralidad a través de la discriminación por edad instrumental en los memes de COVID-19 en las redes sociales.* COVID-19; Puesta en seguridad; Medios de comunicación social; Memes; Moralidad; discriminación por edad; Adultos mayores. (82)
- *Envejecimiento ambiental: explorando el envejecimiento en representaciones acústicas de adultos mayores en anuncios de AgeTech.* Edad tecnología; casa inteligente; envejecimiento en el lugar; sonido; anuncio publicitario; discriminación por edad. (83)
- *Navegando el conocimiento profesional y personal a través de la narración reflexiva en medio de Covid-19.* reflexión narración; cuidado y compasión; educación de enfermería; enfermera educadora. (84)
- *Análisis del edadismo durante la pandemia.* Edadismo; Discriminación; Estereotipos; Atención Primaria; COVID-19; Personas mayores. (85)
- *Cuarta edadismo: vejez real e imaginaria.* discriminación por edad; COVID-19; cuarta edad; hogares de ancianos; tercera edad. Higgs P

- *¿Es la discriminación por edad una opresión?*. Discriminación por edad; Discurso; Discriminación; Gerontología; Opresión; Política del envejecimiento. (86)
- *La ideología del edadismo versus el imaginario social de la cuarta edad: dos enfoques diferentes de los contextos negativos de la vejez*. Discriminación por edad; ideología; cuarta edad; imaginario social; cuerpo envejecido. (87)
- *Nuevas Formas de Edadismo como Desafío para una Convención de la ONU sobre los Derechos de las Personas Mayores*. Discriminación por edad; Naciones Unidas; personas mayores; derechos humanos; función simbólica. (88)
- *La relación entre discriminación por edad y bienestar mediada a través de experiencias y discursos relacionados con COVID-19*. Bienestar por discriminación por edad; COVID-19; personas mayores; identidad de edad; patrón de interpretación. (89)
- *Patrones sociales de discriminación por edad: perspectivas de expertos de Austria e Irlanda*. Discriminación por edad; discriminación; patrón de interpretación; estudios sociojurídicos. (90)
- *Reconocimiento de los adultos mayores como grupo social heterogéneo*. Adultos mayores; Derechos; Identidad; Heterogéneo; Unión Europea. (91)
- *La discriminación por edad en la cobertura periodística relacionada con COVID: el primer mes de una pandemia*. Análisis de contenido; gerontología crítica; Análisis del discurso; Medios de comunicación impresos. (92)

- *Coronavirus.* Medios de comunicación social; Twiter; mensajería; geriatría; discriminación por edad; COVID-19. (93)
- Construcción social del envejecimiento visual en sitios web de noticias iraníes durante COVID-19. semiótica social; Adultos mayores; Edadismo visual; estereotipos; Sitios web de noticias. (94)
- *Las señales de edad en las descripciones de los pacientes influyen en las actitudes de tratamiento.* Psicoterapia; depresión; creencias; Actitud Salud mental; discriminación por edad. (94)
- *Pacientes mayores deprimidos con deseos de muerte: evidencia experimental del sesgo de edad y salud de los psicoterapeutas.* Imagen de la edad; discriminación; psicoterapia mental; salud adultos mayores; depresión; ideación de muerte; suicidio en la vejez. (95)
- *La discriminación por edad y la salud y el bienestar de las personas mayores durante la pandemia de COVID-19: el papel moderador del envejecimiento subjetivo.* Discriminación por edad; Envejecimiento subjetivo; COVID-19; Bienestar; salud subjetiva; Satisfacción de vida. (96)
- *El envejecimiento percibido durante la crisis del Covid-19 está relacionado longitudinalmente con las percepciones subjetivas del envejecimiento.* Discriminación por edad y basada en la edad; COVID-19; edad subjetiva; autopercepciones del envejecimiento; adultos mayores (50 años y más). (97)
- *Asociaciones entre el uso cotidiano de las TIC y la (auto)edad: una revisión sistemática de la literatura.* Actitudes hacia el envejecimiento;

TIC; Autopercepciones del envejecimiento; Edad subjetiva; Tecnología. (98)

- *Autopercepciones sobre el envejecimiento y la participación cotidiana en las TIC: una prueba de asociaciones recíprocas*. Discriminación por edad; Internet; Autoedadismo; Tecnología; Opiniones sobre el envejecimiento. (99)
- *"¿Pero a los 85 años? ¡Olvídalo!": la discriminación por edad internalizada*. Discriminación por edad; Autoestereotipo; La amenaza del estereotipo; Autopercepciones del envejecimiento; Tecnología; Divisoria digital. (100)
- *COVID-19 y el uso cotidiano de las TIC: la construcción discursiva de la vejez en los medios alemanes*. Envejecimiento activo; discriminación por edad; Análisis del discurso; Medios de comunicación; tecnología. (101)
- *Pistas falsas*. COVID-19; ancianos y enfermos terminales; salud pública; ética. (102)
- *El desarrollo de la vida adulta falta en gran medida en los estándares de salud PK-12: un factor de riesgo para U*. Discriminación por edad; Actitudes; Educación y entrenamiento; percepciones. (103)
- *La crisis mundial de la discriminación por edad*. Contenido De Estereotipos; Personas Mayores; Cuidado De La Salud; Esperanza De Vida; Modelo; Actitudes; Percepciones; Competencia; Calor. (104)
- *De "Coffin Dodger" a "Boomer Remover": brotes de discriminación por edad en tres países con enfoques divergentes para el control del*

coronavirus. Políticas de asistencia a la tercera edad; segregación por edades; COVID-19; La inmunidad de grupo; estereotipos. (105)

- *Problemas de disponibilidad y calidad de datos para COVID-19 y personas mayores en países de ingresos bajos y medios*. Discriminación por edad; COVID-19; Datos; Países de bajos y medianos ingresos. (106)
- *La pobreza: un desafío para la protección de los derechos humanos de las personas mayores en la república de Croacia*. Pobreza; personas mayores; derechos humanos; discriminación; ley internacional. (107)
- Retos de la protección de los derechos de las personas mayores en Croacia con especial énfasis en la pandemia del Covid-19. Personas mayores; derechos humanos; ley internacional; Croacia; COVID-19. (108)
- *El envejecimiento prepandémico hacia los adultos mayores predice las intenciones de comportamiento durante la pandemia de COVID-19*. Discriminación por edad; Conductas prosociales; estereotipos. (109)
- *Comprender la tensión intergeneracional durante la pandemia de COVID-19: el papel de la discriminación por edad ambivalente*. Edadismo benévolo; discriminación por edad hostil; tensión intergeneracional; COVID-19; Intenciones de comportamiento. (110)
- *Un examen de las experiencias de contacto intergeneracional utilizando 10 338 entradas de diario de 2414 adultos jóvenes*. Discriminación por edad; Actitudes y percepción hacia el

envejecimiento; Envejecido; Relaciones intergeneracionales; modelo PAZ; Análisis de los sentimientos. (111)

- *Reducción de la discriminación por edad con videos breves sobre educación para la vejez.* Reducción de la discriminación por edad; Actitudes y percepción hacia el envejecimiento/envejecido; Educación sobre el envejecimiento; Relaciones intergeneracionales; Intervención. (112)
- *Una investigación experimental de una amistad intergeneracional en línea simulada.* Discriminación por edad; contacto intergeneracional; intervención; estereotipos. (113)
- *Instapals: reducir la discriminación por edad facilitando el contacto intergeneracional y brindando educación sobre el envejecimiento.* Discriminación por edad; educación para el envejecimiento; relaciones intergeneracionales; teoría del contacto; intervención. (114)
- *Edadismo durante la pandemia de Covid-19: discusión y recomendaciones.* Prejuicio; discriminación; discriminación basada en la edad; COVID-19. (115)
- *Edadismo.* División de edad; discriminación por edad; cuidado; edad cronológica; COVID-19; solidaridad intergeneracional. (116, 117)
- *Edadismo.* Discriminación por edad; satisfacción de vida; estereotipos; discriminación; Compromiso de trabajo. (118, 119)
- *Poner en perspectiva la pandemia de COVID-19: un imperativo de enfermería.* COVID-19; política de salud; Historia; Control de infección; Liderazgo; política de enfermería; Enfermería; Pandemia; Revisión de políticas. (120)

- *La discriminación por edad letal a la sombra de las tácticas de respuesta a la pandemia.* Discriminación por edad; COVID-19; cuidado de niños; enfermería; política de enfermería y política de salud; pandemia; variantes de SARS-CoV-2; senicidio; racionamiento de servicios. (121)
- *Decir la verdad al poder y consolidar la visibilidad de enfermería ganada durante la COVID-19.* Creación de capacidad; COVID-19; rol y alcance de la enfermería; fuerza; visibilidad. (122)
- *¿Estás bien?* Discriminación por edad; medios de comunicación; Internet; prejuicio; discriminación social. (123)
- *Ageísmo.* Discriminación por edad; COVID-19; Bioética; Envejecimiento. (124)
- *COVID-19 y discriminación por edad: cómo las respuestas positivas y negativas impactan a los adultos mayores y la sociedad.* Discriminación por edad; envejecimiento; Pandemia de COVID-19; relaciones intergeneracionales; adultos mayores. (125)
- *Universidades amigables con las personas mayores (AFU): Combatiendo e inoculando contra la discriminación por edad en una pandemia y más allá.* Adultos Mayores; Actitudes De Los Estudiantes; Cuidado De La Salud; Educación; Estereotipos; Competencias; Compromiso; Principios; Aula; Resultados. (126)
- *Impacto del aislamiento social en el comportamiento.* Aislamiento; factores de riesgo de confinamiento; síntomas neuropsiquiátricos en la demencia; género; guarderías; modelos animal-roedores; cerebro. (127)

- *El Estudio Intergeneracional Español: Creencias*. Discriminación por edad; estereotipos; discriminación; población anciana; abuelos; estrategias; década de envejecimiento saludable. (128)
- *Las caras gemelas de la discriminación por edad*. Discriminación por edad; otredad; Defensa de la edad; COVID-19; Investigación gerontológica. (129)
- *Cultura vinculada al aumento de la discriminación por edad durante COVID-19: evidencia de un corpus de 10 mil millones de palabras en 20 países*. Estereotipos de edad; Narrativas de envejecimiento; Pandemia; Psicómica; ciencia social cuantitativa; Texto como datos. (130)
- *El impacto de la política de envejecimiento en los estereotipos sociales de edad y la discriminación por edad*. Medicalización del envejecimiento; mediación moderada; tasa de apoyo a la vejez; Establecimiento de la agenda política; Texto como datos. (131)
- *Narrativas de envejecimiento durante 210 años (1810-2019)*. Discriminación por edad; discriminación por edad; Estereotipos de edad; análisis histórico; Representaciones mediáticas del envejecimiento; Medicalización del envejecimiento; Psicómica. (132)
- *Un libro de jugadas para la defensa eficaz de la edad en Twitter*. defensa de la edad; replantear el envejecimiento; incidencia social; medios de comunicación social; movimiento social. (133)
- *Edadismo en Twitter durante la pandemia de COVID-19*. Estereotipos; Comunicación; Percepciones; Jubilación; Longevidad; Respuestas; Adultos; Tiempo. (134)

- *Defensa de la edad en Twitter para mayores de 12 años.* Defensa de la edad; Medicalización del envejecimiento; costos de medicamentos recetados; Replanteamiento del envejecimiento; Medios de comunicación social. (135)
- *Hostilidad hacia los baby boomers en TikTok.* Análisis de contenido; estereotipos generacionales; Tensión intergeneracional; TikTok; Vídeos. (136)
- *No demasiado viejo para TikTok: cómo los adultos mayores están reformulando el envejecimiento.* Narrativas de envejecimiento; análisis de contenido; Autorretratos del envejecimiento; Construcción social de la vejez; Medios de comunicación social. (137)
- *Reencuadre del envejecimiento durante COVID-19: Encuadre familiar basado en roles de adultos mayores vinculado a la disminución de la discriminación por edad.* Estereotipos de edad; discriminación por edad; narrativas de envejecimiento; psicómicos; ciencia social cuantitativa; reformulación del envejecimiento; texto como datos. (138)
- *Corrección de: Edadismo vinculado a la cultura.* Estereotipos de edad; Orientación a largo plazo; Masculinidad; Psicómica; Ciencias sociales cuantitativas. (139)
- Estereotipos de la edad social. Discriminación por edad; discriminación por edad; narrativas de envejecimiento; representaciones mediáticas del envejecimiento; texto como datos; psicómicos; ciencia social cuantitativa. (140)
- *Psicometría de la versión persa de la Encuesta de discriminación por edad entre una población de adultos mayores iraníes durante la*

pandemia de COVID-19. Discriminación por edad; escala; adultos mayores; psicométrica; validación. (141)

- *Validez y confiabilidad de la versión persa de la encuesta de expectativas sobre el envejecimiento de 12 ítems*. Psicometría; adulto mayor; escala; discriminación por edad; envejecimiento. (142)
- *Perspectiva canadiense sobre la discriminación por edad y el confinamiento selectivo: una respuesta a Savulescu y Cameron*. COVID-19; ética; ética de la salud pública. (143)
- *No solo la propagación del virus: la difusión de la discriminación por edad durante el brote de COVID-19*. COVID-19; discriminación por edad; política; solidaridad intergeneracional; derechos de las personas mayores. (144)
- *La discriminación por edad en la vida laboral: una revisión del alcance de los enfoques discursivos*. Políticas de envejecimiento; discursos; Trabajadores mayores-jóvenes; Personal. (145)
- *Haciendo la edad en el lugar de trabajo: Explorando la categorización por edad en la evaluación del desempeño*. Desempeño laboral; Interacción social; discriminación por edad; Estereotipos de edad; gerontología discursiva; Trabajadores mayores; Análisis de categorización de membresía. (146)
- *Evaluación de conocimientos y actitudes y comportamientos discriminatorios hacia los adultos mayores entre estudiantes de pregrado en enfermería*. Déficit de conocimiento; discriminación por edad; actitudes negativas; estudiantes de enfermeria. (147)

- *Prueba de la eficacia de la terapia cognitiva conductual para aliviar la discriminación por edad de las enfermeras hacia los adultos mayores: un ensayo controlado aleatorio.* Discriminación por edad; Terapia de conducta cognitiva; Ansiedad ante la muerte; Adultos mayores; Ensayo controlado aleatorizado. (148)
- *Percepción de las enfermeras sobre el uso de la terapia cognitiva conductual para la ansiedad ante la muerte y la discriminación por edad.* Terapia de comportamiento cognitivo; percepción de las enfermeras; ansiedad de muerte; discriminación por edad. (149)
- *Ansiedad ante la muerte y discriminación por edad de las enfermeras hacia los adultos mayores en medio de la pandemia de COVID-19: el papel moderador de la inmortalidad simbólica.* Discriminación por edad; ansiedad de muerte; inmortalidad simbólica; adultos mayores; COVID-19; enfermeras. (150)
- *Asociación del nivel de conocimientos y actitudes de los enfermeros ante la discriminación por edad hacia los adultos mayores: estudio transversal.* Discriminación por edad; actitudes; Jordán; conocimiento; enfermeras; adultos mayores. (151)
- *Asociación de Características Sociodemográficas y Profesionales de Enfermeros con Edadismo Positivo Hacia el Adulto Mayor: Un Estudio Transversal.* Edadismo positivo; enfermeras; Adultos mayores; transversal; Jordán. (152)
- *Asociación de discriminación por edad con ansiedad ante la muerte.* Ansiedad de muerte; discriminación por edad; adultos mayores; enfermeras; inmortalidad; autoestima; reactividad interpersonal. (153)

- *Navegando la tormenta perfecta de discriminación por edad.* discriminación por edad; mentalismo; capacitismo; derechos humanos; contacto intergeneracional; sabiduría; psiquiatría positiva; convención de la onu sobre los derechos de las personas mayores. (154)
- *Definición de un 'grupo de riesgo' y discriminación por edad en la era de COVID-19.* Discriminación por edad; grupo de riesgo; salud mental; medios de comunicación social; COVID-19. (155)
- *Intersecciones de la discriminación por edad hacia los adultos mayores y otros ismos durante la pandemia de COVID-19.* Racismo Estructural; Estereotipos; Tiempo; Justicia; Capacidad; Gente; Negro. (156)
- *La pandemia de COVID-19 expone una comprensión limitada de la discriminación por edad.* Estereotipos de edad; estigma del envejecimiento; discriminación por edad compasiva; Ley de Justicia para Ancianos; externalización; internalización; politización; autoeficacia. (157)
- *Soledad.* Adultos mayores; Salud; Estigma; Bienestar; Aislamiento. (158)
- *Las intersecciones del racismo estructural y la discriminación por edad en tiempos de COVID-19 Un llamado a la acción para la ciencia de la enfermería gerontológica Comentario.* Salud; Disparidades; Cuidado; Asistentes; Calidad; Casas; Compromiso; Residentes; Intención; Impulsado; Dejar. (159)
- *Raza.* Continuidad del paciente; cuidado; Michigan; registros; hospitalización; encuestas; cuestionarios. (160)

- *El bienestar mental en la población anciana alemana se mantuvo prácticamente inalterado durante el confinamiento por la COVID-19: resultados de una encuesta representativa.* Cierre de emergencia por COVID-19; Pandemia de COVID-19; Salud mental; Bienestar mental; Vejez; Epidemiología; Encuesta. (161)
- *La discriminación por edad en la era de las plataformas digitales.* Discriminación por edad; grandes datos; divisoria digital; minorías digitales; plataformas digitales; discriminación; Personas mayores; usabilidad. (162)
- *Percepciones de la edad en la tecnología contemporánea.* Discriminación por edad; carrera profesional; discriminación; cultura tecnológica; trabajadores de tecnología. (163)
- *Edadismo en la pandemia de COVID-19: discriminación basada en la edad en las decisiones de triaje y más allá.* Discriminación por edad; COVID-19; triaje. (164)
- *Reduciendo el envejecimiento combinando la educación sobre el envejecimiento con la práctica clínica: un estudio de cohorte prospectivo en estudiantes de ciencias de la salud.* discriminación por edad; estudiantes de enfermería; prejuicios; estereotipos. (165)
- *Actitudes e Intención de los Estudiantes para Trabajar con Adultos Mayores en la Era del COVID-19.* Discriminación por edad; mano de obra geriátrica; estereotipos; adultos mayores; COVID-19. (166)
- *Efectos a corto y mediano plazo de la discriminación por edad en la soledad experimentada durante la pandemia de COVID-19.* Soledad; discriminación por edad; Métodos cuantitativos. (167)

- *#BoomerRemover: COVID-19*. Discriminación por edad; Salud; Relaciones intergeneracionales; Redes sociales; COVID-19. (168)
- *La otredad y la despriorización de la vida de los adultos mayores: discursos discriminatorios durante la pandemia de COVID-19*. Coronavirus; COVID-19; pandemia; adultos mayores; discriminación por edad; otredad; despriorizando. (169)
- *Expansión de la discriminación por edad benévola: réplica de actitudes de exceso de acomodación hacia los hombres mayores*. Contenido De Estereotipos; Percepciones; Competencia; Consecuencias; Hostil; Ecalor; Gente; Sexismo; Joven. (170)
- *Edadismo hacia los adultos mayores durante la pandemia de COVID-19: Conflicto y apoyo intergeneracional*. Orientación Social-Dominante; Modelo De Contenido Del Estereotipo; Individualismo Vertical; Actitudes; Sucesión; Prejuicio; Comunicación; Personalidad; Consumo; Competencia. (171)
- *La discriminación por edad en tiempos de COVID-19*. Estereotipos de imagen de edad; COVID-19; relaciones intergeneracionales. (172)
- *Enfermedad por coronavirus 2019 (COVID-19) y edadismo: revisión narrativa de la literatura*. Edadismo; COVID-19; Pandemia; Edad cronológica; Vulnerabilidad. (173)
- *Edadismo benévolo: actitudes de comportamiento demasiado acomodaticio hacia las mujeres mayores*. Discriminación por edad; modelo de contenido estereotipado; comportamiento demasiado acomodaticio; discriminación por edad benevolente; discriminación. (174)

- *La discriminación por edad y el cambio de comportamiento durante una pandemia de salud: un estudio prerregistrado.* COVID-19; discriminación por edad; discriminación por edad hostil; discriminación por edad benevolente; cambio de comportamiento; actitudes. (175)
- *Cuidado y suposiciones de necesidad: la propagación de la discriminación por edad compasiva durante COVID-19.* Discriminación por edad; Edadismo benévolo; Discriminación social; Medios de comunicación social. (176)
- *¿Está usted dispuesto a proteger la salud de las personas mayores? Contacto Intergeneracional y Edadismo como Predictores de Actitudes hacia el Pasaporte de Vacunación COVID-19.* Contacto intergeneracional; discriminación por edad; vacunación contra la COVID-19; Pasaporte de vacunación COVID-19. (177)
- *Contacto con personas mayores.* discriminación por edad; discriminación por edad benevolente; conductas de contención; coronavirus; COVID-19; contacto intergrupal; modelo de contenido estereotipado. (178)
- *La discriminación por edad hacia las personas mayores y jóvenes a raíz del brote de COVID-19.* COVID-19; discriminación por edad; estereotipos. (179)
- *Las características conceptuales y metodológicas de la discriminación por edad durante COVID-19: una revisión de alcance de estudios empíricos.* Discriminación; Prejuicio; SARS-CoV-2; estereotipos. (180)
- *Recomendaciones de búsqueda de ayuda de estudiantes de medicina para una persona con enfermedad de Alzheimer: Relaciones con el*

conocimiento y creencias estigmáticas. Estigma De Enfermedad Mental; Cuidado De Vida; Médico De Cabecera; Laicos; Demencia; Actitudes; Intenciones; Edadismo. (181)

- *Un estudio transnacional del estigma de la demencia entre el público en general en Israel y Australia.* Discriminación por edad; estudio transnacional; demencia; conocimiento de la demencia; estigma público. (182)
- *¿Cómo se asocian los factores sociodemográficos*? Demencia; preocuparse; cultura; emociones; Israel; Australia. (183)
- "*Tomándolo con la barbilla": personas mayores.* Discriminación: derechos humanos; discriminación por edad; legal; Personas mayores; dignidad; COVID-19; derecho legal. (184)
- *Edadismo negativo y edadismo compasivo en la cobertura de noticias de personas mayores bajo COVID-19: ¿cómo se asociaron la progresión de la pandemia y las respuestas de salud pública con diferentes temas de noticias? Envejecimiento y Sociedad.* Narrativas de envejecimiento; estigma; estereotipo; comunicación sanitaria; Medios de comunicación. (185)

Relatos, Preguntas, Títulos Para la Reflexión

Son opiniones y preguntas razonablemente pertinentes a la reflexión, a pesar de la posible descontextualización. Todas están extraídas de la bibliografía consultada y pertenecen, por lo tanto al tema edadismo en tiempos de pandemia, muy especialmente en la distribución de recursos y el triaje durante la pandemia de Covid-19. El margen para la reflexión es amplio, con preguntas de difícil respuesta. Todos debemos meditarlas.

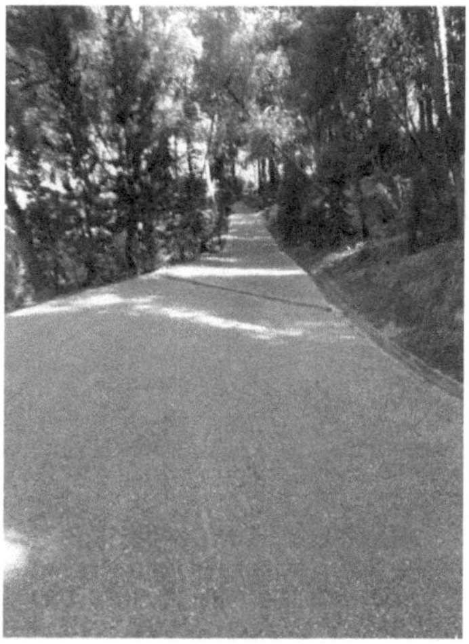

— *Durante la pandemia, los adultos mayores han sufrido tanto de COVID-19 como de discriminación por edad. Está en nuestras manos excluir la discriminación basada en la edad en futuras decisiones de triaje.*

— *Las categorías y los filtros de exclusión son discriminaciones a ciegas que se deben evitar a toda costa, incluido el caso de la edad.*

— *En busca de beneficios y equidad en el triaje: ¿qué papel debe jugar la edad?*

— *¿Edadismo en la pandemia?*

— *¿Pero de qué acceso a recursos estamos hablando?*

— *Dicho esto, ¿cuáles son los principios éticos que se deben tener en cuenta para la asignación de la VMI?*

— *¿En qué criterios se desglosan estos principios?; ¿qué lugar ocupa en ellos la edad?*

— *No es país para viejos*

(164, 186)

— *Muchas personas mayores pueden temer no solo la enfermedad en sí, sino también preocuparse de que, si se infectan, no reciban el tratamiento adecuado porque la comunidad médica prioriza la atención de las personas más jóvenes.*

— *La investigación sobre la discriminación por edad de COVID podría contribuir a un discurso diferenciado sobre el envejecimiento que aliente a las personas a hacer frente productivamente a la crisis actual.*

(95, 187, 188)

— El uso de la edad cronológica es un umbral injustificado para la creación de políticas públicas para controlar la propagación del virus; hacerlo refuerza los estereotipos de edad negativos intrapersonales e interpersonales y viola los derechos humanos de las personas mayores a la autonomía, al trato adecuado, al trabajo y a la igualdad. Varias iniciativas están tratando de superar las prácticas de discriminación por edad al brindar diferentes tipos de asistencia a los adultos mayores en función de la necesidad en lugar de la edad cronológica.

— ¿Cuál será el coste para la sociedad de las vidas sacrificadas de los adultos mayores?

(144-146)

— La mayoría de las medidas adoptadas para reducir el impacto de la COVID-19, cuarentena, prohibición de visitas a residencias de ancianos, influyeron significativamente en la vida de adultos mayores. Sin embargo, rara vez fueron consultados acerca de su implementación.

(26)

— ¿Quién debe ser tratado primero (o en absoluto)?

— La edad cronológica no debe ser el único criterio para determinar el riesgo o el acceso a la atención médica.

(8-16, 189-192)

— ¿Está usted dispuesto a proteger la salud de las personas mayores?

(177, 178)

— *Reconocer la tensión entre los parámetros sociales y biológicos del envejecimiento y sus categorizaciones sociales puede ofrecer un enfoque más mesurado y menos discriminatorio para abordar el uso selectivo de la edad cronológica como una línea de demarcación con la sociedad.*

(86, 87, 193)

— *Si la discriminación por edad negativa percibida y experimentada por los adultos mayores ha empeorado a medida que la pandemia se prolongó, y cómo estos cambios afectan la calidad de vida.*

(39, 40)

— *Estas autopercepciones y estereotipos afectan la salud de las personas mayores e influyen en las elecciones que hacemos en nuestra práctica diaria*

(194)

— *La discriminación por edad es demasiado costosa para no abordarla, y todos pueden beneficiarse de su eliminación.*

(195, 196)

— *Tanto el envejecimiento benévolo como el hostil pueden tener efectos nocivos en los adultos mayores*

(35)

— *El uso generalizado de una edad arbitraria como indicador de la fragilidad y la enfermedad contribuye a la discriminación por edad.*

(197)

— *La retórica de la descartabilidad subraya la discriminación por edad en una escala más amplia, con la culpa hacia una cohorte de edad que se considera que ha vivido más allá de su utilidad para la sociedad y que se ha enriquecido a expensas de las generaciones futuras.*

(105)

— *Los problemas de política apremiantes evidentes del tratamiento de los adultos mayores durante la pandemia incluyen la atención médica (triage, abuso de ancianos), empleo (despidos, jubilación) y educación sobre la discriminación por edad, así como la intersección de la discriminación por edad con otras formas de prejuicio (p. ej., racismo) que trasciende estas políticas.*

(125, 198)

— *Los profesionales de los medios deben ser conscientes del posible envejecimiento negativo y compasivo provocado por la agenda de noticias y promover comportamientos y respuestas de salud adecuados.*

(185)

— Adoptamos una nueva intervención para reducir esa discriminación por edad hostil. "Imagínate que fueran jóvenes" se refería a la imaginación de cómo se vería, pensaría y comportaría un adulto mayor cuando fuera joven, lo cual fue una intervención inversa pero refinada del método ampliamente difundido de "Imagina que fueras viejo".

(54)

— Nuestra esperanza es que con este comentario podamos contribuir al discurso sobre los adultos mayores durante esta pandemia y disminuir las actitudes envejecimiento que han circulado.

— Fuimos lentos, y posiblemente incluso negligentes, al preparar una respuesta al COVID-19 que podría haber reducido la cantidad de víctimas en los LTC. ¿La falta de recursos previa a la pandemia para los residentes de hogares LTC exacerbó esta crisis inminente y ralentizó nuestra respuesta?

— ¿Cuál será el costo para la sociedad de las vidas sacrificadas de los adultos mayores?

(76)

— *La cultura de la discriminación por edad en la medicina puede transmitirse involuntariamente a través del modelo a seguir y el plan de estudios oculto. Las estrategias para combatir la discriminación por edad y brindar atención médica ética incluyen aprendizaje intergeneracional, programas educativos y un fuerte liderazgo de las organizaciones para promulgar cambios en las políticas y prácticas.*

(199)

— *"¿Ha cambiado su relación con los adultos mayores en su vida como resultado de la pandemia de COVID-19?" y "¿Ha notado que las actitudes u opiniones hacia los adultos mayores en su comunidad han cambiado como resultado de la pandemia de COVID-19?"*

— *¿Ha notado que las actitudes u opiniones hacia los adultos mayores en su comunidad han cambiado como resultado de la pandemia de COVID-19?*

(166, 200)

— *¿Es aplicable la analogía del triaje del campo de batalla, es decir, categorizar a los pacientes como lo suficientemente sanos para sobrevivir sin un ventilador; probable que muera incluso con un respirador; alta probabilidad de supervivencia si se usa un ventilador?*

(201, 202)

— ¿Cuál es la solución para evitar este edadismo? *(173, 203)*

— ¿Cree que los ancianos frágiles son prescindibles? *(3, 4)*

— La pandemia de COVID-19 y los adultos mayores: ¿edadismo institucionalizado o política pragmática? *(204)*

— ¿Qué diablos está mal con ustedes, gente?

— La representación de los mayores en los medios durante la pandemia COVID-19: ¿hacia un refuerzo del edadismo? *— ¿Se tiene en cuenta a nuestros mayores?* *(38)*

— *¿Qué criterios deben prevalecer cuando las opciones positivas son limitadas y el número de demandantes muy amplio?*

— *¿Qué actitud deben tomar los medios de comunicación, administraciones y los órganos generadores de doctrina?*

— *En el caso de las residencias ¿Cómo compatibilizar su carácter de hogar alternativo con un nivel de medicalización adecuado?*

(48)

— *Políticas de "bloqueo": ¿edadismo o protección contra la edad?.*

(62, 205)

— *¿Se abordarán las brechas en el sistema de atención a largo plazo que la pandemia hizo evidentes o se seguirán tolerando?*

— *¿Estamos realmente viendo un cambio sísmico que se sentirá durante décadas, o el impacto en las personas mayores volverá a su estado anterior a la pandemia?*

(74, 206-208)

— *¿Hasta qué punto estas conceptualizaciones pueden jugar con los estereotipos de edad que culpan a la necesidad de proteger a las personas mayores vulnerables como la causa de las posibles consecuencias económicas y sociales derivadas de períodos prolongados de confinamiento? Linda Laugthong*

— *¿Qué nos ha enseñado COVID-19 sobre la investigación de la discriminación por edad y hacia dónde vamos desde aquí?*

(129)

— *¿Qué políticas sociales podrían mejorarse para reducir la oportunidad de que el envejecimiento se politice y que la discriminación por edad influya en las decisiones durante la pandemia de COVID-19?*

(157)

— *¿Quién decide, legisla y gobierna quién debe tener acceso a la atención médica y los recursos?*

(169)

— *¿Cuáles son las características (por ejemplo, país de publicación, objetivo y muestra) de la literatura cuantitativa empírica global, revisada por pares, sobre discriminación por edad durante la crisis de COVID-19?*

— *¿Cómo se conceptualiza y mide la discriminación por edad en esta literatura cuantitativa? Werner; ¿Cómo se enmarca la discriminación por edad en esta literatura cualitativa? Werner; ¿Es la discriminación por edad durante COVID-19 como se refleja en la literatura publicada diferente (en su definición, prevalencia o determinantes) que la discriminación por edad en general?*

(179-183, 209)

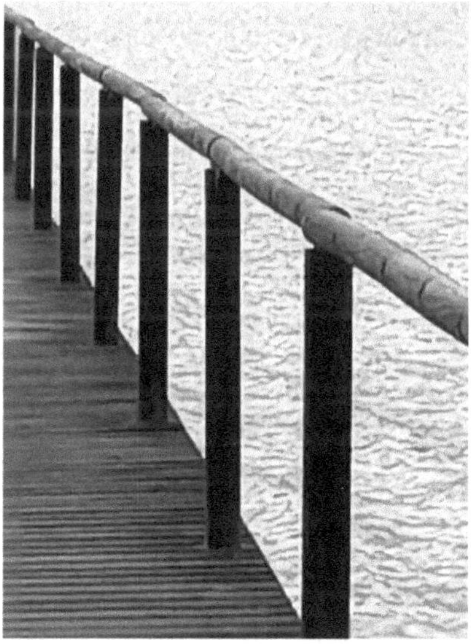

RESIDENCIAS GERIATRICAS Y COVID-19.

En el ámbito de las residencias geriátricas se han producido no pocos, y desagradables incidentes durante la pandemia, lo cual ha agravado la situación de soledad de los residentes de las mismas, incluso de los propios profesionales es que desarrollaban su trabajo en ellas. El asunto no ha sido privativo de España.

Definir una residencia geriátrica en la actualidad puede suponer entrar en discusiones, por desgracia, estériles, pues el término sea cual fuese, oculta una fuerte dosis de falsedad e hipocresía social y política.

Son números los estudios de la Covid-19 en el entorno de las residencias. En los primeros meses de la Pandemia y en el marco de la Consulta de Enfermería de Valoración Geriátrica del Hospital clínico Universitario Virgen de la Arrixaca, se plateó una alerta sobre el tema[71]. Desde entonces y a hasta la fecha de elaboración de este libro son 3.974 los documentos que constan en el resultado de la búsqueda.

El tema de las residencias geriátricas debe ser tratado con mayor profundidad. Será una propuesta para un próximo estudio bibliográfico. Dejamos, de momento, un breve análisis de producción, tomando como referencia la alerta en la Web de la Ciencia comentada.

Las principales filiaciones son: Us Department Of Veterans Affairs, Veterans Health Administration Vha, Rluk Research Libraries Uk, Brown

[71] TEMA: (covid 19) AND TEMA: ("nursing homes" or "long term care") RESEARCH AREAS: (GERIATRICS GERONTOLOGY), limites fecha publicación años 2020 a 2022 y fecha explotación: 19/05/2023

University, Harvard University, University Of California System, University Of Toronto, University Of North Carolina, Pennsylvania Commonwealth System Of Higher Education Pcshe, Providence Va Medical Center.

Las áreas de conocimiento, además de la Geriatria y Gerontología, que con más frecuente publican son: Enfermería, Psiquiatría, Psicología, Psicología Clínica, Nutrición Dietética, Trabajo Social, Neurología Clínica, Biología Celular, Psicología Multidisciplinar, Farmacología Farmacia.

Las revistas que más publicaciones reúnen son: Journal Of The American Medical Directors Association, Journal Of The American Geriatrics Society, Geriatrics, Innovation In Aging, Geriatric Nursing, Age And Ageing, International Journal Of Older People Nursing, Journal Of Gerontological Nursing, Aging Clinical And Experimental Research, Australasian Journal On Ageing, International Psychogeriatrics, Zeitschrift Fur Gerontologie Und Geriatrie, Aging Mental Health, European Geriatric Medicine, Journal Of Nutrition Health Aging, Geriatrics Gerontology International.

Respecto de los países, destacan: Estados Unidos, Canadá, Australia, Países Bajos, Inglaterra, Alemania, Pueblos R China, Italia, España, Japón, Francia, Suecia, Irlanda, Bélgica, Suiza, Noruega.

De los títulos, traducidos al español, más relevantes o más citados, destacamos: *Características de los hogares de ancianos de EEUU con casos de COVID-19; La conexión social es esencial en los hogares de cuidado a largo plazo: consideraciones durante el COVID-19 y más allá; El efecto de la edad sobre la mortalidad en pacientes con COVID-19: un metanálisis con 611 583 sujetos; Mortalidad a corto y largo plazo y factores de riesgo de mortalidad entre pacientes de hogares de ancianos después de la infección por COVID-19; Enfermedad por coronavirus 2019 en geriatría y cuidados a largo plazo: el ABCD de COVID-19; Gestión del impacto de COVID-19 en hogares de ancianos y centros de atención a largo plazo: una actualización; Protección de los hogares de ancianos y los centros de atención a largo plazo del COVID-19: una revisión rápida de la evidencia internacional; Edadismo y COVID-19: ¿qué dice la respuesta de nuestra sociedad sobre nosotros?; Reimaginar la participación familiar en el cuidado residencial a largo plazo; Avances en ensayos clínicos en residencias de ancianos: una hoja de ruta propuesta para el éxito; Edad, fragilidad y comorbilidad como factores pronósticos de resultados a corto plazo en pacientes con enfermedad por coronavirus 2019 en atención geriátrica; Definición de la función y el valor de los médicos que practican principalmente en hogares de ancianos: perspectivas de los médicos de hogares de ancianos; Efectos de la dotación de personal de enfermería en los resultados de los residentes en hogares de ancianos: una revisión sistemática; Un análisis epidemiológico longitudinal, clínico y espacial de un gran brote de COVID-19 en hogares de cuidado a largo plazo; Una revisión sistemática de las características de los centros de atención a largo plazo asociadas con los resultados de COVID-19; Resolviendo la Crisis de COVID-19 en Cuidados Post-Agudos y a Largo Plazo; Infecciones y muertes por COVID-19 entre los residentes de hogares de ancianos de Connecticut: Correlaciones de las instalaciones; Deconstruyendo las complejidades de los resultados de la planificación anticipada de la atención: ¿Qué sabemos y hacia dónde vamos? Una revisión de alcance; COVID-19 en Residencias de Ancianos: Calmando la Tormenta Perfecta; COVID-19 y los ancianos: conocimientos sobre la patogenia y la toma de decisiones clínicas; ¿Una doble carga de exclusión? Exclusión Digital y Social de los Adultos Mayores en Tiempos de COVID-19; Soledad y aislamiento en los cuidados a largo plazo y la pandemia de COVID-19; Grietas en los cimientos: la experiencia de los asistentes de cuidado en residencias de ancianos durante la pandemia de COVID-19; ¿Quién está en la casa? Dotación de personal en hogares de cuidados a largo plazo antes y durante la pandemia de COVID-19; Permitir que los visitantes regresen al hogar de ancianos durante la crisis de COVID-19: un estudio nacional holandés sobre las primeras experiencias y el impacto en el bienestar; La asociación de la satisfacción con la atención y las restricciones de contacto de COVID-19 con la calidad de vida en residentes de residencias de ancianos en Alemania: un estudio transversal; Experiencias del personal de hogares de ancianos de primera línea durante la pandemia de COVID-19.*

Los temas más tratados en los 3.974 documentos son: Cuidados paliativos, Nutrición y dietética, Virología general, Enfermería, Marcha y postura, Antibióticos y antimicrobianos, Enfermedades neurodegenerativas, Odontología y medicina oral, Psiquiatría, Cardiología, Alfabetización en salud y telemedicina, Ventilación asistida, Anestesiología.

EPITOME

La pandemia de COVID-19, conocida también como pandemia de coronavirus, es una pandemia en curso derivada de la enfermedad causada por el virus SARS-CoV-2. La Organización Mundial de la Salud la declaró una emergencia de salud pública de importancia internacional el 30 de enero de 2020, condición que mantuvo hasta el 5 de mayo de 2023, cuando la OMS decretó el fin de la emergencia sanitaria, no de la pandemia.

Al 21 de enero de 2023 se habían contabilizado más de 673 millones de casos de la enfermedad en 260 países y territorios, y. 6 860 939 de fallecidos[72] A fecha de 12 de junio de 2022, alrededor de 6,3 millones de personas habían fallecido a nivel mundial a consecuencia de la COVID-19. El número de muertes por franjas de edad puede variar según distintas fuentes consultadas. Tardaremos en conocer las estadísticas. Estadísticas que serán sesgadas, según se incluyan las muertes por o con Covid-19. Podría estimarse en más del 80% las muertes en personas de más de 65 años[73].

El final, lejos de ser real, sigue siendo un bucle distópico. El virus de la Covid-19 sigue vivo. Es causa de numerosas hospitalizaciones y a las personas mayores se las sigue negando recursos sanitarios a los que legalmente tienen derecho.

[72] «Estadísticas acerca del Covid-19». WHO Coronavirus (Covid-19) Dashboard (en inglés). 25 de diciembre de 2022. Consultado el 25 de diciembre de 2022.

[73] https://www.aarp.org/espanol/salud/enfermedades-y-tratamientos/info-2020/personas-mayores-muertes-por-covid.html

El presente estudio abarca los años 2020 a 2022, como se ha indicado ya; aún en el año 2023, hasta mayo, se han publicado distintos artículos sobre edadismo; dejamos una breve reseña, en forma de títulos identificados al explorar la Web de la Ciencia[74]; para edadismo (Tema) OR ageism (Todos los campos) and 2023 (Años de publicación), 104 resultados. Destacamos alguno de los títulos más citados o más relevantes: *Intervenciones intergeneracionales no familiares y su impacto en el bienestar social y mental de personas jóvenes y mayores: revisión de mapeo y evidencia y mapa de brechas; Entorno construido por el vecindario y discriminación por edad en la vejez; La discriminación por edad contra los adultos mayores: ¿Cómo influyen las identidades cruzadas en las percepciones de los comportamientos de discriminación por edad? Revista de Gerontología Aplicada; El impacto de la discriminación por edad en el cuidado de los adultos mayores con cáncer; Más allá del envejecimiento: un estudio cualitativo de las formas cruzadas de prejuicio hacia las personas mayores jubiladas; Antiedad para gerontólogos; Soledad, discriminación por edad y salud mental: el papel amortiguador de la resiliencia en las personas mayores; Tsunamis plateados, techos grises y 'el problema de los adultos mayores' Comentario sobre "¿Combatir la discriminación por edad a través de la encarnación virtual? Usando medidas explícitas e implícitas" por Ayalon; ¿Pueden las vulnerabilidades físicas, psicológicas y sociales predecir la discriminación por edad? Revista internacional de investigación ambiental y salud pública.*

[74] Fecha de búsqueda: 19/05/23

Para una búsqueda, en la citada Web: resultados para covid*[75] (Título) AND ageism (Título) and 2023 (Años de publicación) obtenemos 4 resultados: *Cambios en la discriminación por edad percibida durante la pandemia de COVID-19: impacto en la calidad de vida y el bienestar mental entre los adultos holandeses de 55 años o más; Percepciones de los adultos mayores sobre la discriminación por edad antes y durante la pandemia de COVID-19; Efectos a corto y mediano plazo de la discriminación por edad en la soledad experimentada durante la pandemia de COVID-19; Edadismo negativo y edadismo compasivo en la cobertura de noticias de personas mayores bajo COVID-19: ¿cómo se asociaron la progresión de la pandemia y las respuestas de salud pública con diferentes temas de noticias? Envejecimiento y Sociedad.*

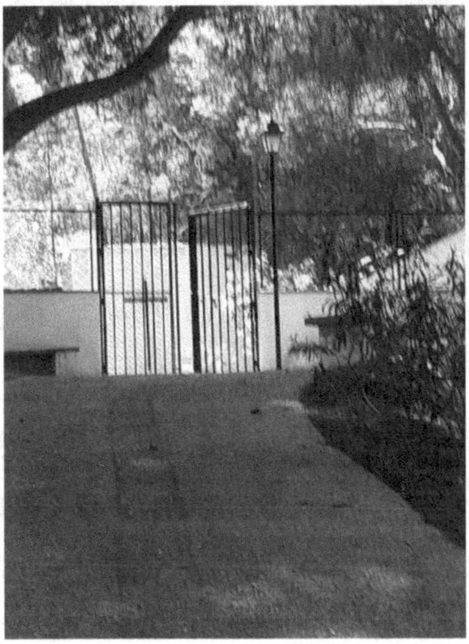

[75] Término Covid truncado para obtener más amplitud de resultados

REFERENCIAS BIBLIOGRÁFICAS

Galeato: (73, 158, 173, 188, 201, 202, 210-263)

Edadismo: (68, 95, 161, 187, 188, 264-311)

Edadismo pandémico: (1-209, 228, 312-355)

Residencias: (76, 356-383)

Epítome: (185, 384-386)

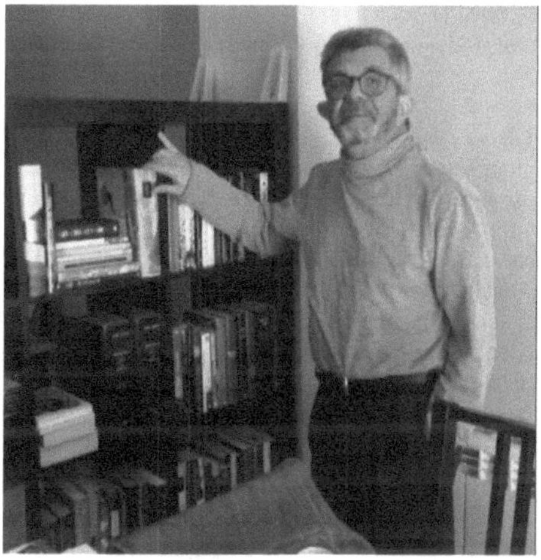

BIBLIOGRAFÍA

1. Abranches I, Lourenço LM. Pandemia da COVID-19 e ageismo: uma revisão integrativa. Cadernos de Psicologia. 2022:25-.
2. Altin Z, Buran F. Attitudes of health professionals toward elderly patients during the COVID-19 pandemic. Aging Clinical and Experimental Research. 2022;34(10):2567-76.
3. Amundsen D. A critical gerontological framing analysis of persistent ageism in NZ online news media: Don't call us "elderly"! J Aging Stud. 2022;61:101009-.
4. Amundsen D. Being Called "Elderly" Impacts Adult Development: A Critical Analysis of Enduring Ageism During COVID in NZ Online News Media. Journal of Adult Development. 2022;29(4):328-41.
5. Apriceno M, Lytle A, Monahan C, Macdonald J, Levy SR. Prioritizing Health Care and Employment Resources During COVID-19: Roles of Benevolent and Hostile Ageism. Gerontologist. 2021;61(1):98-102.
6. Araujo POd, Freitas RAd, Duarte ED, Cares LJ, Rodríguez KA, Guerra V, et al. 'O outro'da pandemia da Covid-19: ageísmo contra pessoas idosas em jornais do Brasil e do Chile. Saúde em Debate. 2022;46:613-29.
7. Arcieri AA. The Relationships Between COVID-19 Anxiety, Ageism, and Ableism. Psychological Reports. 2022;125(5):2531-45.
8. Ayalon L, Avidor S. 'We have become prisoners of our own age': from a continuing care retirement community to a total institution in the midst of the COVID-19 outbreak. Age and Ageing. 2021;50(3):664-7.
9. Ayalon L, Cohn-Schwartz E. The Relationship Between Perceived Age Discrimination in the Healthcare System and Health: An Examination of a Multi-Path Model in a National Sample of Israelis Over the Age of 50. Journal of Aging and Health. 2022;34(4-5):684-92.
10. Ayalon L, Dayan E, Freedman S. Combatting ageism through virtual embodiment? Using explicit and implicit measures. International Psychogeriatrics. 2022.
11. Ayalon L, Keating N, Pillemer K, Rabheru K. Climate Change and Mental Health of Older Persons: A Human Rights Imperative. American Journal of Geriatric Psychiatry. 2021;29(10):1038-40.
12. Ayalon L, Peisah C, Lima CdM, Verbeek H, Rabheru K. Ageism and the State of Older People With Mental Conditions During the Pandemic and Beyond: Manifestations, Etiology, Consequences, and Future Directions. American Journal of Geriatric Psychiatry. 2021;29(10):995-9.
13. Ayalon L, Perel-Levin S, Georgantzi N, Lima CdM. Participation of Older Persons With Mental Health Conditions and Psychosocial Disabilities in the Labor Market. American Journal of Geriatric Psychiatry. 2021;29(10):1033-7.
14. Ayalon L, Roy S. The Role of Ageism in Climate Change Worries and Willingness to Act. Journal of Applied Gerontology. 2022.
15. Ayalon L, Zisberg A, Cohn-Schwartz E, Cohen-Mansfield J, Perel-Levin S, Bar-Asher Siegal E. Long-term care settings in the times of COVID-19: challenges and future directions. International Psychogeriatrics. 2020;32(10):1239-43.
16. Ayalon L. There is nothing new under the sun: ageism and intergenerational tension in the age of the COVID-19 outbreak. International Psychogeriatrics. 2020;32(10):1221-4.
17. Banerjee D, Kosagisharaf JR, Rao TSS. 'The dual pandemic' of suicide and COVID-19: A biopsychosocial narrative of risks and prevention. Psychiatry Research. 2021;295.
18. Banerjee D, Rabheru K, de Mendonca Lima CA, Ivbijaro G. Role of Dignity in Mental Healthcare: Impact on Ageism and Human Rights of Older Persons. American Journal of Geriatric Psychiatry. 2021;29(10):1000-8.
19. Banerjee D, Rabheru K, Ivbijaro G, Mendonca Lima CAd. Dignity of Older Persons With Mental Health Conditions: Why Should Clinicians Care? Frontiers in Psychiatry. 2021;12.

20. Banerjee D, Rao TSS, Kallivayalil RA, Javed A. Revisiting 'The Plague' by Camus: Shaping the 'social absurdity' of the COVID-19 Pandemic. Asian journal of psychiatry. 2020;54:102291-.
21. Banerjee D, Rao TSS. "The Graying Minority": Lived Experiences and Psychosocial Challenges of Older Transgender Adults During the COVID-19 Pandemic in India, A Qualitative Exploration. Front Psychiatry. 2020;11:604472-.
22. Banerjee D, Vajawat B, Varshney P, Rao TSS. Perceptions, Experiences, and Challenges of Physicians Involved in Dementia Care During the COVID-19 Lockdown in India: A Qualitative Study. Frontiers in Psychiatry. 2021;11.
23. Barrett AE, Michael C, Padavic I. Calculated Ageism: Generational Sacrifice as a Response to the COVID-19 Pandemic. Journals of Gerontology Series B-Psychological Sciences and Social Sciences. 2021;76(4):E201-E5.
24. Barrett AE, Michael C. Spotlight on Age: An Overlooked Construct in Medical Sociology. Journal of Health and Social Behavior. 2022;63(2):177-90.
25. Barrett AE. Centering Age Inequality: Developing a Sociology-of-Age Framework. Annual Review of Sociology. 2022;48:213-32.
26. Barth N, Guyot J, Fraser SA, Lagace M, Adam S, Gouttefarde P, et al. COVID-19 and Quarantine, a Catalyst for Ageism. Frontiers in Public Health. 2021;9.
27. Batista LG, Urbaniak A, Wanka A. Doing ageing research in pandemic times: a reflexive approach towards research ethics during the COVID-19 pandemic. Ageing & Society. 2022.
28. Berde E, Kovacs E, Kurbanova M. The two-sided paradox of ageism during the COVID-19 pandemic: the cases of Hungary, Tunisia and Uzbekistan. Regional Science Policy and Practice. 2022.
29. Berde E, Mago ML. Are older applicants less likely to be invited to a job interview? - an experimental study on ageism. Employee Relations. 2022;44(6):1259-72.
30. Bergeron CD, Boolani A, Jansen EC, Smith ML. Practical Solutions to Address COVID-19-Related Mental and Physical Health Challenges Among Low-Income Older Adults. Frontiers in Public Health. 2021;9.
31. Bergeron CD, Lagace M. On the Meaning of Aging and Ageism: Why Culture Matters. University of Toronto Quarterly. 2021;90(2):140-54.
32. Bergman YS, Cohen-Fridel S, Shrira A, Bodner E, Palgi Y. COVID-19 health worries and anxiety symptoms among older adults: the moderating role of ageism. International Psychogeriatrics. 2020;32(11):1371-5.
33. Bergman YS, Palgi Y. Ageism, Personal and Others' Perceptions of Age Awareness, and Their Interactive Effect on Subjective Accelerated Aging. Journal of Applied Gerontology. 2021;40(12):1876-80.
34. Bergman YS. Ageism and Psychological Distress in Older Adults: The Moderating Role of Self-Esteem and Body Image. Journal of Applied Gerontology. 2022;41(3):836-41.
35. Bernstein LE, Ebert AR, Patrick JH. Ageism Before and During the COVID-19 Pandemic. Translational Issues in Psychological Science. 2022.
36. Berridge C, Grigorovich A. Algorithmic harms and digital ageism in the use of surveillance technologies in nursing homes. Frontiers in Sociology. 2022;7.
37. Bogdanova E, Grigoryeva I. The crisis of Neoliberal project of aging during the COVID-19 pandemic: from compulsory activity to mandatory isolation. Journal of Adult Protection. 2021;23(2):76-85.
38. Bravo-Segal S, Villar F. La representación de los mayores en los medios durante la pandemia COVID-19: ¿hacia un refuerzo del edadismo? Rev esp geriatr gerontol (Ed impr). 2020;55(5):266-71.
39. Brinkhof LP, de Wit S, Murre JMJ, Krugers HJ, Ridderinkhof KR. The Subjective Experience of Ageism: The Perceived Ageism Questionnaire (PAQ). International Journal of Environmental Research and Public Health. 2022;19(14).

40. Brinkhof LP, Murre JMJ, de Wit S, Krugers HJ, Ridderinkhof KR. Changes in perceived ageism during the COVID-19 pandemic: impact on quality of life and mental well-being among Dutch adults aged 55 and older. Aging Ment Health. 2023:1-9.
41. Brooke J, Dunford S, Clark M. Older adult's longitudinal experiences of household isolation and social distancing during the COVID-19 pandemic. International Journal of Older People Nursing. 2022;17(5).
42. Brooke J, Dunford S. Older people's experience of COVID-19 restrictions on vaccine hesitancy: A longitudinal phenomenological study to support nurse-patient vaccination conversations. Journal of Advanced Nursing. 2022;78(12):4177-89.
43. Brooke J, Jackson D. Older people and COVID-19: Isolation, risk and ageism. Journal of Clinical Nursing. 2020;29(13-14):2044-6.
44. Cahapay M. Senior Citizens during COVID-19 Crisis in the Philippines: Enabling Laws, Current Issues, and Shared Efforts. Rasp-Research on Ageing and Social Policy. 2021;9(1):1-25.
45. Campillay Campillay M, Rivas Rivero E, Dubó Araya P, Pavéz Lizarraga A, Galdames Cabrera L, González Nahuelquín C. Contribución y desafíos de las enfermeras en tiempos de Covid-19: una revisión narrativa de la literatura. Cultura de los Cuidados. 2021;25.
46. Campillay-Campillay M, Calle-Carrasco A, Rivas-Rivero E, Pavéz-Lizarraga A, Dubó-Araya P, Araya-Galleguillos F. Ageísmo como fenómeno sociocultural invisible que afecta y excluye el cuidado de personas mayores. Acta bioeth. 2021;27(1):127-35.
47. Carney GM, Maguire S, Byrne B. "Oldies come bottom of Grim Reaper hierarchy" : A framing analysis of UK newspaper coverage of old age and risk of dying during the first wave of the COVID-19 pandemic. Journal of Social Policy. 2022.
48. Casado JMR, editor Edadismo en tiempos de pandemia. Anales de la Real Academia Nacional de Medicina; 2020: Real Academia Nacional de Medicina.
49. Chan OF, Guo Y, Lu S, Liu Y, Kwan Chui CH, Sang Lum TY. Neighborhood-Built Environment and Ageism in Later Life. Journal of applied gerontology : the official journal of the Southern Gerontological Society. 2023:7334648231158093-.
50. Chasteen AL, Horhota M, Crumley-Branyon JJ, Haseley E. Unwanted Help: Accepting Versus Declining Ageist Behavior Affects Impressions of Older Adults. Psychology and Aging. 2021;36(6):700-9.
51. Chasteen AL, Horhota M, Crumley-Branyon JJ. Overlooked and Underestimated: Experiences of Ageism in Young, Middle-Aged, and Older Adults. Journals of Gerontology Series B-Psychological Sciences and Social Sciences. 2021;76(7):1323-8.
52. Chasteen AL, Pereira A, Iankilevitch M, Diehl M, Pichora-Fuller MK. Older adults' perceptions of ageism before and during the COVID-19 pandemic. Aging Ment Health. 2023:1-8.
53. Chasteen AL, Tagliamonte SA, Pabst K, Brunet S. Ageist Communication Experienced by Middle-Aged and Older Canadians. International Journal of Environmental Research and Public Health. 2022;19(4).
54. Chen Z, Zhang X. We Were All Once Young: Reducing Hostile Ageism From Younger Adults' Perspective. Frontiers in Psychology. 2022;13.
55. Chigangaidze RK, Chinyenze P. Is It "Aging" or Immunosenescence? The COVID-19 Biopsychosocial Risk Factors Aggravating Immunosenescence as Another Risk Factor of the Morbus. A Developmental-clinical Social Work Perspective. Journal of Gerontological Social Work. 2021;64(6):676-91.
56. Christensen K. Unmasking the ageism of whiteness during COVID-19. Communication and Critical-Cultural Studies. 2022;19(1):15-21.
57. Chu C, Leslie K, Khan S, Nyrup R, Grenier A. AGEISM IN ARTIFICIAL INTELLIGENCE: A REVIEW. Innovation in Aging. 2022;6:663-.
58. Chu CH, Leslie K, Shi J, Nyrup R, Bianchi A, Khan SS, et al. Ageism and Artificial Intelligence: Protocol for a Scoping Review. JMIR Res Protoc. 2022;11(6):e33211.

59. Chu CH, Nyrup R, Leslie K, Shi J, Bianchi A, Lyn A, et al. Digital Ageism: Challenges and Opportunities in Artificial Intelligence for Older Adults. Gerontologist. 2022;62(7):947-55.
60. Chu CH, Ronquillo C, Khan S, Hung L, Boscart V. Technology Recommendations to Support Person-Centered Care in Long-Term Care Homes during the COVID-19 Pandemic and Beyond. Journal of Aging & Social Policy. 2021;33(4-5):539-54.
61. Chu CH, Yee A, Stamatopoulos V. Poor and Lost Connections: Essential Family Caregivers' Experiences Using Technology with Family Living in Long-Term Care Homes during COVID-19. Journal of Applied Gerontology. 2022;41(6):1547-56.
62. Clarfield AM, Dwolatzky T, Brill S, Press Y, Glick S, Shvartzman P, et al. Israel Ad Hoc COVID-19 Committee: Guidelines for Care of Older Persons During a Pandemic. Journal of the American Geriatrics Society. 2020;68(7):1370-5.
63. Derrer-Merk E, Ferson S, Mannis A, Bentall RP, Bennett KM. Belongingness challenged: Exploring the impact on older adults during the COVID-19 pandemic. PloS one. 2022;17(10):e0276561-e.
64. Deusdad B. El COVID-19 y la crisis de las residencias de mayores en España:: Edadismo y precariedad. Research on Ageing and Social Policy. 2020;8(2).
65. Donizzetti AR, Capone V. Ageism and the Pandemic: Risk and Protective Factors of Well-Being in Older People. Geriatrics (Basel, Switzerland). 2023;8(1).
66. Donizzetti AR, Lagace M. COVID-19 and the Elderly's Mental Illness: The Role of Risk Perception, Social Isolation, Loneliness and Ageism. International Journal of Environmental Research and Public Health. 2022;19(8).
67. Døssing MV, Craciun IC. From Hostile to Benevolent Ageism: Polarizing Attitudes Toward Older Adults in German COVID-19-Related Tweets. Gerontologist. 2022;62(8):1185-95.
68. Ehni H-J, Wahl H-W. Six Propositions against Ageism in the COVID-19 Pandemic. Journal of Aging & Social Policy. 2020;32(4-5):515-25.
69. Farrell TW, Ferrante LE, Brown T, Francis L, Widera E, Rhodes R, et al. AGSPosition Statement: Resource Allocation Strategies andAge-RelatedConsiderations in theCOVID-19 Era and Beyond. Journal of the American Geriatrics Society. 2020;68(6):1136-42.
70. Farrell TW, Francis L, Brown T, Ferrante LE, Widera E, Rhodes R, et al. Rationing Limited Healthcare Resources in the COVID-19 Era and Beyond: Ethical Considerations Regarding Older Adults. Journal of the American Geriatrics Society. 2020;68(6):1143-9.
71. Farrell TW, Hung WW, Unroe KT, Brown TR, Furman CD, Jih J, et al. Exploring the intersection of structural racism and ageism in healthcare. Journal of the American Geriatrics Society. 2022;70(12):3366-77.
72. Fassi J, Rickenbach EH. The Effectiveness of a Virtual Intergenerational Activity for Reducing Younger and Older Adults' Ageism. Journal of Intergenerational Relationships. 2022.
73. Fernandez-Ballesteros R, Sanchez-Izquierdo M. Health, Psycho-Social Factors, and Ageism in Older Adults in Spain during the COVID-19 Pandemic. Healthcare. 2021;9(3).
74. Fingerman KL, Ng YT, Zhang S, Britt K, Colera G, Birditt KS, et al. Living Alone During COVID-19: Social Contact and Emotional Well-being Among Older Adults. J Gerontol B Psychol Sci Soc Sci. 2021;76(3):e116-e21.
75. Fletcher JR. Chronological quarantine and ageism: COVID-19 and gerontology's relationship with age categorisation. Ageing & Society. 2021;41(3):479-92.
76. Fraser S, Lagace M, Bongue B, Ndeye N, Guyot J, Bechard L, et al. Ageism and COVID-19: what does our society's response say about us? Age and Ageing. 2020;49(5):692-5.
77. Gherman MA, Arhiri L, Holman AC, Soponaru C. Injurious Memories from the COVID-19 Frontline: The Impact of Episodic Memories of Self- and Other-Potentially Morally Injurious Events on Romanian Nurses' Burnout, Turnover Intentions and Basic Need Satisfaction. International Journal of Environmental Research and Public Health. 2022;19(15).
78. Gherman MA, Arhiri L, Holman AC, Soponaru C. The Moral Impact of the COVID-19 Pandemic on Nurses' Burnout, Work Satisfaction and Adaptive Work Performance: The Role of

Autobiographical Memories of Potentially Morally Injurious Events and Basic Psychological Needs. International Journal of Environmental Research and Public Health. 2022;19(13).
79. Gherman MA, Arhiri L, Holman AC. Ageism and moral distress in nurses caring for older patients. Ethics & Behavior. 2022.
80. Graf AS, Bartlett RM. Life-Span Lessons: The Importance of Age-Related Knowledge for Aging Into Any Career. International Journal of Aging & Human Development. 2020;91(4):449-63.
81. Graf AS, Knepple Carney A. Ageism as a Modifying Influence on COVID-19 Health Beliefs and Intention to Social Distance. Journal of Aging and Health. 2021;33(7-8):518-30.
82. Graham ME. "Remember this picture when you take more than you need": Constructing morality through instrumental ageism in COVID-19 memes on social media. Journal of Aging Studies. 2022;61.
83. Graham ME. Ambient ageism: Exploring ageism in acoustic representations of older adults in AgeTech advertisements. Frontiers in Sociology. 2022;7.
84. Graham MM. Navigating Professional and Personal Knowing Through Reflective Storytelling Amidst Covid-19. Journal of Holistic Nursing. 2022;40(4):372-82.
85. Hernández Gómez MA, Sánchez Sánchez NJ, Fernández Domínguez MJ. Análisis del edadismo durante la pandemia, un maltrato global hacia las personas mayores. Aten prim (Barc, Ed impr). 2022;54(6):102320-.
86. Higgs P, Gilleard C. Fourth Ageism: Real and Imaginary Old Age. Societies. 2021;11(1).
87. Higgs P, Gilleard C. The ideology of ageismversusthe social imaginary of the fourth age: two differing approaches to the negative contexts of old age. Ageing & Society. 2020;40(8):1617-30.
88. Hopf S, Previtali F, Georgantzi N. New Forms of Ageism as a Challenge for a UN Convention on the Rights of Older Persons. University of Toronto Quarterly. 2021;90(2):242-61.
89. Hopf S, Walsh K, Flynn E, Georgantzi N. The Relationship between Ageism and Well-Being as Mediated through COVID-19-Related Experiences and Discourses. International Journal of Environmental Research and Public Health. 2021;18(19).
90. Hopf S, Walsh K, Georgantzi N. Social patterns of ageism: expert perspectives from Austria and Ireland. Ageing & Society. 2022.
91. Ivic S, Nikolic G, Igrutinovic M. RECOGNITION OF OLDER ADULTS AS A HETEROGENEOUS SOCIAL GROUP. Trans-Form-Acao. 2021;44(4):357-74.
92. Jen S, Jeong M, Kang H, Riquino M. Ageism in COVID-Related Newspaper Coverage: The First Month of a Pandemic. Journals of Gerontology Series B-Psychological Sciences and Social Sciences. 2021;76(9):1904-12.
93. Jimenez-Sotomayor MR, Gomez-Moreno C, Soto-Perez-de-Celis E. Coronavirus, Ageism, and Twitter: An Evaluation of Tweets about Older Adults and COVID-19. Journal of the American Geriatrics Society. 2020;68(8):1661-5.
94. Kamalvand A. Social construction of visual ageism on Iranian news websites during COVID-19. Journal of Aging Studies. 2022;62.
95. Kessler E-M, Gruenewald L, Schaefer T. Depressed Older Patients with Death Wishes: Experimental Evidence for Psychotherapists' Age and Health Bias. Clinical Gerontologist. 2021;44(2):154-9.
96. Kornadt AE, Albert I, Hoffmann M, Murdock E, Nell J. Ageism and older people's health and well-being during the COVID-19-pandemic: The moderating role of subjective aging. European Journal of Ageing. 2021;18(2):173-84.
97. Kornadt AE, Albert I, Hoffmann M, Murdock E, Nell J. Perceived Ageism During the Covid-19-Crisis Is Longitudinally Related to Subjective Perceptions of Aging. Frontiers in Public Health. 2021;9.
98. Köttl H, Allen LD, Mannheim I, Ayalon L. Associations between everyday ICT usage and (self-)ageism: a systematic literature review. Gerontologist. 2022.

99. Kottl H, Cohn-Schwartz E, Ayalon L. Self-Perceptions of Aging and Everyday ICT Engagement: A Test of Reciprocal Associations. Journals of Gerontology Series B-Psychological Sciences and Social Sciences. 2021;76(9):1913-22.
100. Köttl H, Gallistl V, Rohner R, Ayalon L. "But at the age of 85? Forget it!": Internalized ageism, a barrier to technology use. J Aging Stud. 2021;59:100971-.
101. Köttl H, Tatzer VC, Ayalon L. COVID-19 and Everyday ICT Use: The Discursive Construction of Old Age in German Media. Gerontologist. 2022;62(3):413-24.
102. Lawrence DR, Harris J. Red herrings, circuit-breakers and ageism in the COVID-19 debate. Journal of Medical Ethics. 2021;47(9):645-6.
103. Levy SR, Gu D. Adult Lifespan Development is Largely Missing from the PK-12 Health Standards: A Risk Factor for U.S. Society. The Gerontologist. 2022.
104. Levy SR, Lytle A, Macdonald J. The worldwide ageism crisis. Journal of Social Issues. 2022;78(4):743-68.
105. Lichtenstein B. From "Coffin Dodger" to "Boomer Remover": Outbreaks of Ageism in Three Countries With Divergent Approaches to Coronavirus Control. Journals of Gerontology Series B-Psychological Sciences and Social Sciences. 2021;76(4):E206-E12.
106. Lloyd-Sherlock P, Sempe L, McKee M, Guntupalli A. Problems of Data Availability and Quality for COVID-19 and Older People in Low- and Middle-Income Countries. Gerontologist. 2021;61(2):141-4.
107. Lulic M, Culo IR. POVERTY: A CHALLENGE TO THE PROTECTION OF HUMAN RIGHTS OF OLDER PERSONS IN THE REPUBLIC OF CROATIA. Ekonomski Vjesnik. 2020;33(1):243-54.
108. Lulic M, Muhvic D, Vidovic L. CHALLENGES OF THE PROTECTION OF THE RIGHTS OF OLDER PERSONS IN CROATIA WITH SPECIAL EMPHASIS ON THE COVID-19 PANDEMIC. Erceg A, Bojanic IB, editors2021. 37-62 p.
109. Lytle A, Apriceno M, Macdonald J, Monahan C, Levy SR. Pre-pandemic Ageism Toward Older Adults Predicts Behavioral Intentions During the COVID-19 Pandemic. Journals of Gerontology Series B-Psychological Sciences and Social Sciences. 2022;77(4):E11-E5.
110. Lytle A, Apriceno M. Understanding Intergenerational Tension during the COVID-19 Pandemic: The Role of Ambivalent Ageism. Journal of Intergenerational Relationships. 2022.
111. Lytle A, Kowal M, Macdonald J, Levy SR. An Examination of Intergenerational Contact Experiences Using 10,338 Journal Entries From 2,414 Young Adults. Gerontologist. 2022;62(3):397-403.
112. Lytle A, Macdonald J, Apriceno M, Levy SR. Reducing Ageism With Brief Videos About Aging Education, Ageism, and Intergenerational Contact. Gerontologist. 2021;61(7):1164-8.
113. Lytle A, Macdonald J, Levy SR. An experimental investigation of a simulated online intergenerational friendship. Gerontology & Geriatrics Education. 2022.
114. Lytle A, Nowacek N, Levy SR. Instapals: Reducing ageism by facilitating intergenerational contact and providing aging education. Gerontology & Geriatrics Education. 2020;41(3):308-19.
115. Madran HAD. Ageism During the Covid-19 Pandemic: Discussion and Recommendations. Connectist-Istanbul University Journal of Communication Sciences. 2021(60):63-90.
116. Marhankova JH. Ageism, Age Divisions and Ageing in a Time of Crisis: Reflections on the Social Impact of the COVID-19 Pandemic. Sociologicky Casopis-Czech Sociological Review. 2021;57(2):143-63.
117. Marhankova JH. Age division and ageism in the public debates regarding COVID-19 Intergenerational solidarity and antagonisms in the era of the coronavirus pandemic. Luszczynska M, Formosa M, editors2021. 101-14 p.
118. McConatha JT, Broussard J, Magnerelli J. AGEISM AND PERCEPTIONS OF VULNERABILITY: FRAMING OF AGE DURING THE COVID-19 PANDEMIC. Innovation in Aging. 2021;5:133-.
119. McConatha JT, Kumar VK, Magnarelli J. Ageism, Job Engagement, Negative Stereotypes, Intergenerational Climate, and Life Satisfaction among Middle-Aged and Older Employees in a University Setting. International Journal of Environmental Research and Public Health. 2022;19(13).

120. McDonald T. Getting the COVID-19 pandemic into perspective: a nursing imperative. International Nursing Review. 2020;67(3):305-17.
121. McDonald T. Lethal ageism in the shadow of pandemic response tactics. International Nursing Review. 2022;69(2):249-54.
122. McDonald T. Speak truth to power and consolidate the nursing visibility gained during COVID-19. International Nursing Review. 2022.
123. Meisner BA. Are You OK, Boomer? Intensification of Ageism and Intergenerational Tensions on Social Media Amid COVID-19. Leisure Sciences. 2021;43(1-2):56-61.
124. Melo RHVd, Amorim KPC. Ageísmo, sindemia covídica e Bioética de Intervenção: uma concretude interdisciplinar. Saúde debate. 2022;46(133):518-33.
125. Monahan C, Macdonald J, Lytle A, Apriceno M, Levy SR. COVID-19 and Ageism: How Positive and Negative Responses Impact Older Adults and Society. American Psychologist. 2020;75(7):887-96.
126. Montepare JM, Brown LM. Age-friendly Universities (AFU): Combating and inoculating against ageism in a pandemic and beyond. Journal of Social Issues. 2022;78(4):1017-37.
127. Muntsant A, Gimenez-Llort L. Impact of Social Isolation on the Behavioral, Functional Profiles, and Hippocampal Atrophy Asymmetry in Dementia in Times of Coronavirus Pandemic (COVID-19): A Translational Neuroscience Approach. Frontiers in Psychiatry. 2020;11.
128. Muntsant A, Ramirez-Boix P, Leal-Campanario R, Alcain FJ, Gimenez-Llort L. The Spanish Intergenerational Study: Beliefs, Stereotypes, and Metacognition about Older People and Grandparents to Tackle Ageism. Geriatrics. 2021;6(3).
129. Naughton L, Padeiro M, Santana P. The twin faces of ageism, glorification and abjection: A content analysis of age advocacy in the midst of the COVID-19 pandemic. Journal of Aging Studies. 2021;57.
130. Ng R, Chow TYJ, Yang W. Culture Linked to Increasing Ageism During COVID-19: Evidence From a 10-Billion-Word Corpus Across 20 Countries. Journals of Gerontology Series B-Psychological Sciences and Social Sciences. 2021;76(9):1808-16.
131. Ng R, Chow TYJ, Yang W. The Impact of Aging Policy on Societal Age Stereotypes and Ageism. Gerontologist. 2022;62(4):598-606.
132. Ng R, Chow TYJ. Aging Narratives Over 210 Years (1810-2019). J Gerontol B Psychol Sci Soc Sci. 2021;76(9):1799-807.
133. Ng R, Indran N, Liu L. A playbook for effective age advocacy on Twitter. Journal of the American Geriatrics Society. 2022;70(8):2363-70.
134. Ng R, Indran N, Liu L. Ageism on Twitter during the COVID-19 pandemic. Journal of Social Issues. 2022;78(4):842-59.
135. Ng R, Indran N. Age Advocacy on Twitter Over 12 Years. Gerontologist. 2022.
136. Ng R, Indran N. Hostility Toward Baby Boomers on TikTok. Gerontologist. 2022;62(8):1196-206.
137. Ng R, Indran N. Not Too Old for TikTok: How Older Adults Are Reframing Aging. Gerontologist. 2022;62(8):1207-16.
138. Ng R, Indran N. Reframing aging during COVID-19: Familial role-based framing of older adults linked to decreased ageism. Journal of the American Geriatrics Society. 2022;70(1):60-6.
139. Ng R, Lim-Soh JW. Corrigendum to: Ageism Linked to Culture, not Demographics: Evidence From an 8-Billion-Word Corpus Across 20 Countries. J Gerontol B Psychol Sci Soc Sci. 2021;76(10):2169-.
140. Ng R. Societal Age Stereotypes in the U.S. and U.K. from a Media Database of 1.1 Billion Words. Int j environ res public health (Online). 2021;18(16).
141. Nia HS, She L, Rasiah R, Fomani FK, Kaveh O, Sharif SP, et al. Psychometrics of Persian Version of the Ageism Survey Among an Iranian Older Adult Population During COVID-19 Pandemic. Frontiers in Public Health. 2021;9.

142. Nia HS, She L, Somasundram S, Fomani FK, Kaveh O, Hosseini L. Validity and Reliability of Persian Version of the 12-Item Expectations Regarding Aging Survey. International Journal of Aging & Human Development. 2023;96(2):248-62.
143. Nix HP. Canadian perspective on ageism and selective lockdown: a response to Savulescu and Cameron. J Med Ethics. 2022;48(4):268-9.
144. Previtali F, Allen LD, Varlamova M. Not Only Virus Spread: The Diffusion of Ageism during the Outbreak of COVID-19. Journal of Aging & Social Policy. 2020;32(4-5):506-14.
145. Previtali F, Keskinen K, Niska M, Nikander P. Ageism in Working Life: A Scoping Review on Discursive Approaches. Gerontologist. 2022;62(2):E97-E111.
146. Previtali F, Spedale S. Doing age in the workplace: Exploring age categorisation in performance appraisal. Journal of Aging Studies. 2021;59.
147. Rababa M, Al-Dwaikat T, Almomani MH. Assessing knowledge and ageist attitudes and behaviors toward older adults among undergraduate nursing students. Gerontology & Geriatrics Education. 2021;42(3):347-62.
148. Rababa M, Alhawatmeh H, Al Ali N, Kassab M. Testing the Effectiveness of Cognitive Behavioral Therapy in Relieving Nurses' Ageism Toward Older Adults: A Randomized Controlled Trial. Cognitive Therapy and Research. 2021;45(2):355-66.
149. Rababa M, Al-Rawashdeh S, El Jarrah I, Abu Khait A. Nurses' Perception of Using Cognitive Behavior Therapy for Death Anxiety and Ageism. Omega-Journal of Death and Dying. 2021.
150. Rababa M, Al-Sabbah S, Bani-Hamad D. Nurses' Death Anxiety and Ageism towards Older Adults Amid the COVID-19 Pandemic: The Moderating Role of Symbolic Immortality. Geriatrics. 2022;7(3).
151. Rababa M, Hammouri AM, Hweidi IM, Ellis JL. Association of nurses' level of knowledge and attitudes to ageism toward older adults: Cross-sectional study. Nursing & Health Sciences. 2020;22(3):593-601.
152. Rababa M, Hammouri AM. Association of Nurses' Sociodemographic and Professional Characteristics with Positive Ageism Toward Older Adults: A Cross-sectional Study. Ageing International. 2023;48(1):146-56.
153. Rababa M, Masha'al D, Shahrour G. Association of Ageism With Death Anxiety, Self-Esteem, Interpersonal Reactivity, and Symbolic Immortality Among Nurses. Omega-Journal of Death and Dying. 2021.
154. Rabheru K, Gillis M. Navigating the Perfect Storm of Ageism, Mentalism, and Ableism: A Prevention Model. American Journal of Geriatric Psychiatry. 2021;29(10):1058-61.
155. Rahman A, Jahan Y. Defining a 'Risk Group' and Ageism in the Era of COVID-19. Journal of Loss & Trauma. 2020;25(8):631-4.
156. Ramirez L, Monahan C, Palacios-Espinosa X, Levy SR. Intersections of ageism toward older adults and other isms during the COVID-19 pandemic. Journal of Social Issues. 2022;78(4):965-90.
157. Reynolds L. The COVID-19 Pandemic Exposes Limited Understanding of Ageism. Journal of Aging & Social Policy. 2020;32(4-5):499-505.
158. Ribeiro-Goncalves JA, Costa PA, Leal I. Loneliness, ageism, and mental health: The buffering role of resilience in seniors. International Journal of Clinical and Health Psychology. 2023;23(1).
159. Robinson-Lane SG, Block L, Bowers BJ, Cacchione PZ, Gilmore-Bykovskyi A. The Intersections of Structural Racism and Ageism in the Time of COVID-19 A Call to Action for Gerontological Nursing Science Comment. Research in Gerontological Nursing. 2022;15(1):6-13.
160. Robinson-Lane SG, Sutton NR, Chubb H, Yeow RY, Mazzara N, DeMarco K, et al. Race, Ethnicity, and 60-Day Outcomes After Hospitalization With COVID-19. Journal of the American Medical Directors Association. 2021;22(11):2245-50.

161. Röhr S, Reininghaus U, Riedel-Heller SG. Mental wellbeing in the German old age population largely unaltered during COVID-19 lockdown: results of a representative survey. BMC Geriatr. 2020;20(1):489.
162. Rosales A, Fernandez-Ardevol M. Ageism in the era of digital platforms. Convergence-the International Journal of Research into New Media Technologies. 2020;26(5-6):1074-87.
163. Rosales A, Svensson J. Perceptions of age in contemporary tech. Nordicom Review. 2021;42(1):79-91.
164. Rueda J. Ageism in the COVID-19 pandemic: age-based discrimination in triage decisions and beyond. History and Philosophy of the Life Sciences. 2021;43(3).
165. San-Martin-Gamboa B, Zarrazquin I, Fernandez-Atutxa A, Cepeda-Miguel S, Doncel-Garcia B, Imaz-Aramburu I, et al. Reducing ageism combining ageing education with clinical practice: A prospective cohort study in health sciences students. Nursing Open. 2023.
166. Shea A, Woolverton C, Biccum K, Yu A, Strong JV. Students' Attitudes and Intention to Work with Older Adults in the Era of COVID-19. Geropsych-the Journal of Gerontopsychology and Geriatric Psychiatry. 2022;35(1):5-16.
167. Shiovitz-Ezra S, Erlich B, Ayalon L. Short- and Medium-Term Effects of Ageism on Loneliness Experienced During the COVID-19 Pandemic. Journal of Applied Gerontology. 2023.
168. Skipper AD, Rose DJ. #BoomerRemover: COVID-19, ageism, and the intergenerational twitter response. Journal of Aging Studies. 2021;57.
169. Soraa RA, Manzi F, Kharas MW, Marchetti A, Massaro D, Riva G, et al. Othering and Deprioritizing Older Adults' Lives: Ageist Discourses During the COVID-19 Pandemic. Europes Journal of Psychology. 2020;16(4):532-41.
170. Sublett JF, Vale MT, Bisconti TL. Expanding Benevolent Ageism: Replicating Attitudes of Overaccommodation to Older Men. Experimental Aging Research. 2022;48(3):220-33.
171. Sutter A, Vaswani M, Denice P, Choi KH, Bouchard J, Esses VM. Ageism toward older adults during the COVID-19 pandemic: Intergenerational conflict and support. Journal of Social Issues. 2022;78(4):815-41.
172. Swift HJ, Chasteen AL. Ageism in the time of COVID-19. Group Processes & Intergroup Relations. 2021;24(2):246-52.
173. Tarazona-Santabalbina FJ, Vidán MT, Navarro JAG. Enfermedad por coronavirus 2019 (COVID-19) y edadismo: revisión narrativa de la literatura. Revista Española de Geriatría y Gerontología. 2021;56(1):47-53.
174. Vale MT, Bisconti TL, Sublett JF. Benevolent ageism: Attitudes of overaccommodative behavior toward older women. J Soc Psychol. 2020;160(5):548-58.
175. Vale MT, Stanley JT, Houston ML, Villalba AA, Turner JR. Ageism and Behavior Change During a Health Pandemic: A Preregistered Study. Front Psychol. 2020;11:587911.
176. Vervaecke D, Meisner BA. Caremongering and Assumptions of Need: The Spread of Compassionate Ageism During COVID-19. Gerontologist. 2021;61(2):159-65.
177. Visintin EP, Tasso A. Are You Willing to Protect the Health of Older People? Intergenerational Contact and Ageism as Predictors of Attitudes toward the COVID-19 Vaccination Passport. International Journal of Environmental Research and Public Health. 2022;19(17).
178. Visintin EP. Contact with older people, ageism, and containment behaviours during the COVID-19 pandemic. Journal of Community & Applied Social Psychology. 2021;31(3):314-25.
179. Werner P, AboJabel H, Tur-Sinai A. Ageism towards older and younger people in the wake of the COVID-19 outbreak. Maturitas. 2022;157:1-6.
180. Werner P, AboJabel H. The Conceptual and Methodological Characteristics of Ageism During COVID-19: A Scoping Review of Empirical Studies. Gerontologist. 2022.
181. Werner P, Gur A, Porat A, Zubedat M, Shinan-Altman S. Medical students' help-seeking recommendations for a person with Alzheimer's disease: Relationships with knowledge and stigmatic beliefs. Educational Gerontology. 2020;46(5):294-302.

182. Werner P, Kim S. A Cross-National Study of Dementia Stigma Among the General Public in Israel and Australia. Journal of Alzheimers Disease. 2021;83(1):103-10.
183. Werner P, Kim S. How Are Sociodemographic, Health, Psychological, and Cognitive Factors Associated with Dementia Worry? An Online Survey Study among Israeli and Australian Laypeople. International Journal of Environmental Research and Public Health. 2022;19(18).
184. Williams J. "Taking it on the chin": older people, human rights and COVID-19. Journal of Adult Protection. 2021;23(2):86-97.
185. Wong FHC, Leung DKY, Wong ELY, Liu TY, Wong GHY, Lum TYS. Negative ageism and compassionate ageism in news coverage of older people under COVID-19: how did the pandemic progression and public health responses associate with different news themes? Ageing & Society. 2023.
186. Etxebarria JR. ¿ No es país para viejos? La edad como criterio de triaje durante la pandemia de la COVID-19. Enrahonar An international journal of theoretical and practical reason. 2020;65:85-98.
187. Kessler E-M, Blachetta C. Age cues in patients' descriptions influence treatment attitudes. Aging & Mental Health. 2020;24(1):193-6.
188. Kessler E-M, Bowen CE. COVID ageism as a public mental health concern. Lancet Healthy Longevity. 2020;1(1):E12-E.
189. Ayalon L, Chasteen A, Diehl M, Levy BR, Neupert SD, Rothermund K, et al. Aging in Times of the COVID-19 Pandemic: Avoiding Ageism and Fostering Intergenerational Solidarity. Journals of Gerontology Series B-Psychological Sciences and Social Sciences. 2021;76(2):E49-E52.
190. Ayalon L, Cohn-Schwartz E. Measures of self- and other-directed ageism and worries concerning COVID-19 health consequences: Results from a nationally representative sample of Israelis over the age of 50. PLoS One. 2021;16(5):e0251577-e.
191. Ayalon L, Cohn-Schwartz E. SELF- AND OTHER-DIRECTED AGEISM AND WORRIES CONCERNING COVID-19 HEALTH CONSEQUENCES. Innovation in Aging. 2021;5:590-.
192. Ayalon L, Cohn-Schwartz E. Ageism from a cross-cultural perspective: results from a national survey of Israelis over the age of 50. International Psychogeriatrics. 2022;34(9):779-87.
193. Higgs P, Gilleard C. Is ageism an oppression? Journal of Aging Studies. 2022;62.
194. Clemson L. Relevance, resilience, and ageism: A bright future for occupational therapy and healthy ageing, Sylvia Docker Lecture 2021. Australian Occupational Therapy Journal. 2022;69(1):3-14.
195. Curryer C, Cook PS. Counting the costs of ageism: Discrimination and COVID-19. Australasian Journal on Ageing. 2021;40(3):237-40.
196. Curryer C, Russo PL, Kiernan M, Wares KD, Cert KSG, Mitchell BG. Environmental hygiene, knowledge and cleaning practice: a phenomenological study of nurses and midwives during COVID-19. American Journal of Infection Control. 2021;49(9):1123-8.
197. Dhakal U, Kunkel S. AGE AND AGEISM IN THE COVID-19 PANDEMIC: WHAT DOES THE DATA SHOW? Innovation in Aging. 2021;5:599-.
198. Monahan C, Lytle A, Inman E, Apriceno M, Macdonald J, Levy SR. Endorsement of stereotypes of older adults, older men, and male leaders predict expected job performance, voting stance, and voting intentions in the 2020 US presidential election. Analyses of Social Issues and Public Policy. 2021;21(1):347-73.
199. Nemiroff L. We can do better: Addressing ageism against older adults in healthcare. Healthcare management forum. 2022;35(2):118-22.
200. Shea A, Yu A, Strong J. AGEISM AND UNDERGRADUATE ATTITUDES TOWARDS OLDER ADULTS DURING COVID-19. Innovation in Aging. 2021;5:599-.
201. Colenda CC, Reynolds CF, Applegate WB, Sloane PD, Zimmerman S, Newman AB, et al. COVID-19 Pandemic and Ageism: A Call for Humanitarian Care. Journal of the American Geriatrics Society. 2020;68(8):1627-8.

202. Colenda CC, Reynolds CF, Applegate WB, Sloane PD, Zimmerman S, Newman AB, et al. Reply to: Say What?! Ableist Logic Used in Misguided Attempt to Combat Ageism During COVID-19. Journal of the American Geriatrics Society. 2021;69(1):48-.
203. Tarazona-Santabalbina FJ, Martínez-Velilla N, Vidán MT, García-Navarro JA. COVID-19, adulto mayor y edadismo: errores que nunca han de volver a ocurrir. Revista Española de Geriatría y Gerontología. 2020;55(4):191.
204. Harper S. The COVID-19 Pandemic and Older Adults: Institutionalised Ageism or Pragmatic Policy? Journal of Population Ageing. 2020;13(4):419-25.
205. Clarfield AM, Jotkowitz A. Age, ageing, ageism and "age-itation" in the Age of COVID-19: rights and obligations relating to older persons in Israel as observed through the lens of medical ethics. Israel journal of health policy research. 2020;9:1-13.
206. Fingerman KL, Monin JK. Breaking the Age Code: How Your Beliefs About Aging Determine How Long & Well You Live. Gerontologist. 2022.
207. Fingerman KL, Monin JK. The Campaign Against Ageism. Gerontologist. 2022.
208. Fingerman KL, Pillemer K. Continuity and Changes in Attitudes, Health Care, and Caregiving for Older Adults During the COVID-19 Pandemic. Journals of Gerontology Series B-Psychological Sciences and Social Sciences. 2021;76(4):E187-E9.
209. Werner P, Tur-Sinai A. Prevalence and correlates of forgone care among adult Israeli Jews: A survey conducted during the COVID-19 outbreak. Plos One. 2021;16(11).
210. Álvarez Calderón CE, Botero Murillo D. Guerra y pestilencia: impacto de epidemias y pandemias en la historia hasta el siglo XX. Revista Científica General José María Córdova. 2021;19(35):573-97.
211. Becker RL. Breve historia de las pandemias. Psiquiatria com. 2020;24.
212. Behrmann E, Kenney O, Magee M. Key Challenges and Opportunities for Implementing School Located Vaccination Clinics for COVID-19 and Influenza: Roundtables with School Nurses and Immunization Programs. Mathematica Policy Research Reports. (61b14490c9144396b5c171f97f38cfea).
213. Bermejo Barrera JC. El gran virus : ensayo para una pandemica. 127 páxinas p.
214. Bonastra Q. Los orígenes del lazareto pabellonario. La arquitectura cuarentenaria en el cambio del setecientos al ochocientos. Asclepio: revista de historia de la medicina y de la ciencia, 2008, vol 60, núm 1, p 237-266. 2008.
215. Bonastra Tolós J. Ciencia, sociedad y planificación territorial en la institución del lazareto: Universitat de Barcelona; 2006.
216. Bosch JV. Playing With Ageism. Gerontologist. 2016;56(3):592-3.
217. Buchwald D, Sheffield J, Furman R, Hartman S, Dudden M, Manson S. Influenza and pneumococcal vaccination among Native American elders in a primary care practice. Archives of Internal Medicine. 2000;160(10):1443-8.
218. Campbell F, Whear R, Rogers M, Sutton A, Robinson-Carter E, Barlow J, et al. Non-familial intergenerational interventions and their impact on social and mental wellbeing of both younger and older people-A mapping review and evidence and gap map. Campbell Systematic Reviews. 2023;19(1).
219. Camus A, Soto López I, Senín X. A peste. 1* ed ed. Santiago de Compostela: Hugin e Munin; 2018. 328 p. p.
220. Chan OF, Guo YQ, Lu SY, Liu YQ, Chui CHK, Lum TYS. Neighborhood-Built Environment and Ageism in Later Life. Journal of Applied Gerontology.
221. Collins LF. Persons With Human Immunodeficiency Virus and the Coronavirus Disease 2019 Pandemic: A Viral Synergy of Biology and Sociology. Clinical Infectious Diseases. 2021;73(7):E2106-E8.
222. Conde AS. Noticias acerca de la peste en Chinchilla en el siglo XVI. Al-Basit: Revista de estudios albacetenses. 1978(5):111-8.
223. Criado A. Mortality in Spain in the years 1901 to 1950. Revista de Sanidad e Higiene Publica. 1956;30(1/2):1-101.

224. Doncel García B. Consideración integral del edadismo. Análisis de la relación entre estereotipos negativos del envejecimiento y las distintas dimensiones que conforman las personas mayores en dos contextos sociales diferentes. Programa de Doctorado en Investigación Biomédica por la Universidad del País Vasco/Euskal Herriko Unibertsitatea: Euskal Herriko Unibertsitatea; 2020.
225. Donne J. Octava Meditación. In: Ariel-Planeta, editor. Meditaciones en tiempos de crisis. Barcelona: Ariel-Planeta; 2021. p. 39-42.
226. Durán Guerra L. Filosofía de la pandemia: una revisión crítica. Argumentos de razón técnica, 23, 93-149. 2020.
227. Fernández LD, Capote RV. Monitoreo de la resistencia al insecticida malation en culex quinquefasciatus proveniente de camaguey (cuba): importante vector del virus de la fiebre del nilo occidental. Archivo Médico Camagüey. 2015;8(1).
228. Fernández-Ballesteros R, Sánchez-Izquierdo Alonso M. Impacto del COVID-19 en personas mayores en España: algunos resultados y reflexiones. Clín salud. 2020;31(3):165-9.
229. Francis T. Epidemiological Studies in Influenza. American Journal of Public Health and the Nations Health. 1937;27(3):211-25.
230. Fraser S, Lagacé M, Bongué B, Ndeye N, Guyot J, Bechard L, et al. Ageism and COVID-19: what does our society's response say about us? Age Ageing. 2020;49(5):692-5.
231. Gans HM, Horhota M, Chasteen AL. Ageism against Older Adults: How do Intersecting Identities Influence Perceptions of Ageist Behaviors? Journal of Applied Gerontology.
232. Gravett RM, Marrazzo JM. HIV and COVID-19: Lessons From HIV and STI Harm Reduction Strategies. Current Hiv/Aids Reports. 2021;18(4):261-70.
233. Hall LM, Kashin J. Public Understanding of the Role of Nurses During Ebola. Journal of Nursing Scholarship. 2016;48(1):91-7.
234. Hu B, Ge XY, Wang LF, Shi ZL. Bat origin of human coronaviruses. Virology Journal. 2015;12.
235. Kaswa R. The impact of the COVID-19 pandemic on accessing HIV care: A case report. South African Family Practice. 2021;63(1).
236. Krasovitsky M, Porter I, Tuch G. The impact of ageism in the care of older adults with cancer. Current Opinion in Supportive and Palliative Care. 2023;17(1):8-14.
237. Lambert J. Sandfly fever or influenza. Lancet. 1918;2:434-.
238. Lau MHM. Beyond Ageism: A Qualitative Study of Intersecting Forms of Prejudice towards Retired Older People. Societies. 2023;13(1).
239. Leitmeyer KC. Critical Contribution of Laboratories to Outbreak Response Support for Middle East Respiratory Syndrome Coronavirus. Clinical Infectious Diseases. 2015;60(3):378-80.
240. León Molina J, Gil MFH, Corpa EA. Revisión bibliográfica sobre la memoria histórica de pandemias anteriores en revisiones de enfermería sobre COVID-19: una realidad secularmente documentada. Enfermería Global. 2021;20(3):622-43.
241. López Piñero JM. La medicina en la Antigüedad. Madrid: Historia 16; 1985. VIII, 31 p. p.
242. López Piñero JM, López Terrada ML, Instituto de Estudios Documentales e Históricos sobre la Ciencia. Bibliographia medica hispanica, 1475-1950. Valencia: Instituto de Estudios Documentales e Históricos sobre la Ciencia. v p.
243. Martínez de Miguel López S, Salmerón Aroca JA, Moreno Abellán P. Guía de recursos educativos para luchar contra el edadismo. Murcia: DM; 2022. 89 p. p.
244. Montemayor J. Una ciudad frente a la peste: Toledo a fines del XVI. En la España medieval. 1985;7:1113.
245. Morrow-Howell N, Kunkel S, Gendron T, Jarrott SE, Andreoletti C. Anti-Ageism for Gerontologists. Journal of Aging & Social Policy.
246. Mortimer PP. Zooepidemic: Thinking about the HIV pandemic, 40 years on. Reviews in Medical Virology. 2018;28(5).
247. Moya JLB. La peste como problema historiográfico. Manuscrits: Revista d'història moderna. 1994(12):283-319.

248. Moya JLB. Historia de las epidemias: en España y sus colonias (1348-1919): La esfera de los libros; 2020.
249. Ocaña Quevedo L. El Lazareto de Mahón. Medicina y Seguridad del Trabajo. 2007;53(207):63-9.
250. Pégolo L, Russo N. La peste de Atenas como metáfora lucreciana del discidium social y las perturbaciones humanas. Crisis y muerte en la Antigüedad. 2022:59.
251. Pelz. Medical military observations concerning the so called Spanish flu. Deutsche Medizinische Wochenschrift. 1918;44:1107-8.
252. Porcell JT, Chinchilla A, Nájera Bd, Real Colegio de Cirugía de San Carlos (Madrid). Informacion y curacion de la peste de Caragoca y praeservacion contra peste en general. En Caragoca: en casa de la viuda de Bartholome de Nagera; 1565. [4], 112, [12] h. p.
253. Rangwala HS, Anwar Z, Ovais MH, Fatima H, Siddiq MA. Rising HIV cases in Pakistan: Start of a pandemic? Annals of Medicine and Surgery. 2022;82.
254. Sagrera M. El edadismo contra "jóvenes y viejos". La discriminación universal. Madrid: Fundamentos; 1992. 251 p. p.
255. Sanchez Granjel L. Manual de historia de la medicina. Salamanca: Universidad de Salamanca; 1968. 195 p. p.
256. Sanchez Granjel L. Historia general de la medicina española. Salamanca: Universidad de Salamanca; 1979. v. p.
257. Scott TL. Silver tsunamis, gray ceilings, and 'the problem of older adults' Commentary on "Combatting ageism through virtual embodiment? Using explicit and implicit measures" by Ayalon et al. International Psychogeriatrics. 2023;35(3):127-30.
258. Tarazona-Santabalbina FJ, Martinez-Velilla N, Vidan MT, Garcia-Navarro JA. COVID-19, adulto mayor y edadismo: errores que nunca han de

volver a ocurrir. Revista espanola de geriatria y gerontologia. 2020;55(4):191-2.
259. Torres Haro MJ. Edadismo y género en el mercado laboral: visibilizando el

"edesánimo". Almeria: Almeria; 2022.
260. Vermund SH. Intersecting Pandemics of HIV and SARS-CoV-2: Commentary on the Special Issue. Current Hiv/Aids Reports. 2022;19(1):1-4.
261. Zacarés IL. LA PESTE EN REQUENA DURANTE LOS SIGLOS XVI Y XVII SISTEMAS FRONTERIZOS DE PROFILAXIS Y VIGILANCIA. Cuadernos de Geografía de la Universitat de València. 2018(100):149-71.
262. Zanbar L, Lev S, Faran Y. Can Physical, Psychological, and Social Vulnerabilities Predict Ageism? International Journal of Environmental Research and Public Health. 2023;20(1).
263. Zhu ZZ, Zhang Z, Chen WJ, Cai ZN, Ge XY, Zhu HZ, et al. Predicting the receptor-binding domain usage of the coronavirus based on kmer frequency on spike protein. Infection Genetics and Evolution. 2018;61:183-4.
264. Agunbiade OM. Explanations around physical abuse, neglect and preventive strategies among older Yoruba people (60+) in urban Ibadan Southwest Nigeria: A qualitative study. Heliyon. 2019;5(11):e02888-e.
265. Ariev AL, Kayukov IG, Beresneva ON, Parastaeva MM, Essaian AM, Kucher AG. [Aging and kidneys: problems in evaluating of the glomerular filtration rate in elderly.]. Adv Gerontol. 2019;32(4):614-26.
266. Avilés MdCB, editor Derechos humanos y vulnerabilidad: los ejemplos del sexismo y el edadismo. Vulnerabilidad y protección de los derechos humanos; 2014: Tirant lo Blanch.
267. Bailey C, Aitken D, Wilson G, Hodgson P, Douglas B, Docking R. "What? That's for Old People, that." Home Adaptations, Ageing and Stigmatisation: A Qualitative Inquiry. Int j environ res public health (Online). 2019;16(24).

268. Baltar AL. Edadismo: consecuencias de los estereotipos, del prejuicio y la discriminación en la atención a las personas mayores. Algunas pautas para la intervención. Informes Portal Mayores. 2004;14.
269. Burnes D, Sheppard C, Henderson CR, Jr., Wassel M, Cope R, Barber C, et al. Interventions to Reduce Ageism Against Older Adults: A Systematic Review and Meta-Analysis. Am J Public Health. 2019;109(8):e1-e9.
270. Butler RN. Ageism. Across Board (NY). 1980;17(11):31-8.
271. Butler RN. Combating ageism. Int Psychogeriatr. 21. England2009. p. 211.
272. Calvo CB, Guerra JAI, Andrés MIG, Abella V. Dependencia y edadismo. Implicaciones para el cuidado. RevistaEnfermeríaCyL. 2009;1(1):46-52.
273. Campillay Campillay M, Monárdez Monárdez M. Estigma y discriminación en personas con VIH/SIDA, un desafío ético para los profesionales sanitrios. Rev bioét derecho. 2019(47):93-107.
274. Cherry KE, Allen PD, Denver JY, Holland KR. Contributions of Social Desirability to Self-Reported Ageism. Journal of Applied Gerontology. 2015;34(6):712-33.
275. Copper B. Ageism in the Lesbian Community. Journal of Lesbian Studies. 2015;19(1):7-12.
276. Dameron CM. Avoiding Ageism. J Christ Nurs. 2016;33(3):137.
277. De Lemus S, Expósito F. Nuevos retos para la Psicología Social: edadismo y perspectiva de género. Pensamiento psicológico. 2005;1(4):33-51.
278. Donizzetti AR. Ageism in an Aging Society: The Role of Knowledge, Anxiety about Aging, and Stereotypes in Young People and Adults. Int J Environ Res Public Health. 2019;16(8).
279. Dos Santos MCL. El nuevo envejecimiento frente al edadismo y la soledad. Un proyecto de intervención sociosanitario en contexto comunitario. Paraninfo Digital. 2019:1-5.
280. Erol S, Ergun A, Kadioglu H, Gur K, Albayrak S, Sisman FN, et al. The Psychometric Features of the Turkish Version of the Ageism Survey and the Frequency of Ageism. International Journal of Gerontology. 2016;10(3):170-4.
281. Giannouli E, Fillekes MP, Mellone S, Weibel R, Bock O, Zijlstra W. Predictors of real-life mobility in community-dwelling older adults: an exploration based on a comprehensive framework for analyzing mobility. Eur Rev Aging Phys Act. 2019;16:19-.
282. Goldstone AB, Woo YJ. Ageism in cardiac surgery: is less really more? Aging (Albany NY). 11. United States2019. p. 1-2.
283. Gómez IG, Quirantes MIR, Carrillo MIS. Análisis sobre la opinión de los estudiantes de enfermería acerca del edadismo. Acercamiento multidisciplinar. 2017:309.
284. Gutiérrez M, Mayordomo T. Age discrimination: a comparative study among university students. Acta colomb psicol. 2019;22(2):53-69.
285. Gutiérrez Moret M, Mayordomo Rodríguez T. Edadismo en la escuela.¿ Tienen estereotipos sobre la vejez los futuros docentes. Revista Educación. 2019;43(2):363-74.
286. Henry RS, Perrin PB, Smith ER. The Underpinnings of Ageism: Multiple Mediational Model of Epistemological Style, Social Dominance Orientation, Right-Wing Authoritarianism, and Ageist Attitudes. J Aging Res. 2019;2019:3672725-.
287. Illhardt FJ. AGEISM - PREJUDICE AGAINST AGE. Zeitschrift Fur Gerontologie. 1993;26(5):335-8.
288. Iversen TN, Larsen L, Solem PE. A conceptual analysis of Ageism. Nordic Psychology. 2009;61(3):4-22.
289. Kagan SH, Melendez-Torres GJ. Ageism in nursing. Journal of Nursing Management. 2015;23(5):644-50.
290. Larsson A, Suolinna K. Ageism - A useful concept? Sociologisk Forskning. 2008(2):7-18.
291. Lyons A, Alba B, Heywood W, Fileborn B, Minichiello V, Barrett C, et al. Experiences of ageism and the mental health of older adults. Aging Ment Health. 2018;22(11):1456-64.
292. McGuire SL, Klein DA, Chen SL. Ageism revisited: A study measuring ageism in East Tennessee, USA. Nursing & Health Sciences. 2008;10(1):11-6.

293. Medina R. Vejez, envejecimiento y edadismo. Vejez, envejecimiento y edadismo. 2018:27-41.
294. Mohammed YN, Ferri-Guerra J, Salguero D, Baskaran D, Aparicio-Ugarriza R, Mintzer MJ, et al. The Association of Ageist Attitudes With All-Cause Hospitalizations and Mortality. Gerontol Geriatr Med. 2019;5:2333721419892687-.
295. Moret MG, Rodríguez TM. Edadismo en la escuela.¿ Tienen estereotipos sobre la vejez los futuros docentes?/Ageism in the School: Do Stereotypes about Ageing Exist among Future Teachers? Educación. 2019;43(2):NA-NA.
296. Nelson TD. Reducing Ageism: Which Interventions Work? Am J Public Health. 109. United States2019. p. 1066-7.
297. Orozco DGA. ANÁLISIS DEL EDADISMO EN PROCESO DE RECLUTAMIENTO EN CELAYA GUANAJUATO BAJO UNA APROXIMACIÓN DE LOS MÉTODOS MIXTOS DE INVESTIGACIÓN. Pistas Educativas. 2016;38(123).
298. Orozco DGA, Sampieri RH, Ruiz VE. Los prejuicios asociados con el edadismo causantes de la discriminación laboral en los procesos de reclutamiento en Celaya, Guanajuato, México. Management Review. 2016;1(1):43-56.
299. Ozodiegwu ID, Littleton MA, Nwabueze C, Famojuro O, Quinn M, Wallace R, et al. A qualitative research synthesis of contextual factors contributing to female overweight and obesity over the life course in sub-Saharan Africa. PLoS One. 2019;14(11):e0224612-e.
300. Palmore E. The ageism survey: First findings. Gerontologist. 2001;41(5):572-5.
301. Rivera Quiñones MT. Edadismo en médicos de una unidad de primer nivel de atención: Monterrey: UDEM; 2018.
302. Romero Tenorio JM, Cabrera Izquierdo L, Díez Jiménez A. Estudio etnográfico sobre la dramatización de la alegría por clases sociales y del estigma en los adultos de la tercera edad del Asilo San Antonio (Colombia). Cult cuid. 2019;23(55):171-82.
303. Sagrera M. El edadismo: contra" jóvenes" y" viejos", la discriminación universal: Editorial Fundamentos; 1992.
304. Salguero D, Ferri-Guerra J, Mohammed NY, Baskaran D, Aparicio-Ugarriza R, Mintzer MJ, et al. Is there an association between ageist attitudes and frailty? BMC Geriatr. 2019;19(1):329-.
305. Sao Jose JM, Amado CAF, Ilinca S, Buttigieg SC, Larsson AT. Ageism in Health Care: A Systematic Review of Operational Definitions and Inductive Conceptualizations. Gerontologist. 2019;59(2):E98-E108.
306. Sargent-Cox K. Ageism: we are our own worst enemy. Int Psychogeriatr. 29. England2017. p. 1-8.
307. Sokas RK, Dong XS, Cain CT. Building a Sustainable Construction Workforce. Int j environ res public health (Online). 2019;16(21).
308. Vitale C, Hill L. Assess frailty but avoid frailtyism. Eur Heart J Suppl. 2019;21(Suppl L):L17-L9.
309. Wilkinson DJ. Gestational ageism. Arch Pediatr Adolesc Med. 2012;166(6):567-72.
310. Xiong B, Freeman S, Banner D, Spirgiene L. Hospice use and one-year survivorship of residents in long-term care facilities in Canada: a cohort study. BMC Palliat Care. 2019;18(1):100-.
311. Yeolekar ME. Longevity, Frailty and Ageism. J Assoc Physicians India. 2019;67(12):75-6.
312. Aronson L. Ageism is making the pandemic worse. The Atlantic. 2020;28.
313. Aronson L, Kotwal A. Understanding Pandemic Experiences Among America's Elders. Health Aff (Millwood). 2022;41(12):1827-31.
314. Banerjee D. 'Age and ageism in COVID-19': Elderly mental health-care vulnerabilities and needs. Asian Journal of Psychiatry. 2020;51.
315. Bergman YS, Segel-Karpas D. Aging anxiety, loneliness, and depressive symptoms among middle-aged adults: The moderating role of ageism. Journal of Affective Disorders. 2021;290:89-92.

316. Berridge C, Hooyman N. The Consequences of Ageist Language are upon us. Journal of Gerontological Social Work. 2020;63(6-7):508-12.
317. Brooke J, Clark M. Older people's early experience of household isolation and social distancing during COVID-19. Journal of Clinical Nursing. 2020;29(21-22):4387-402.
318. Cesari M, Proietti M. COVID-19 in Italy: Ageism and Decision Making in a Pandemic. Journal of the American Medical Directors Association. 2020;21(5):576-7.
319. Chasteen A, Saleem Z, Horhota M. STANDING UP TO AGEISM: PERCEPTIONS OF SIXTY AND EIGHTY YEAR- OLD ADULTS WHO REJECT BENEVOLENT AGEISM. Innovation in Aging. 2022;6:661-2.
320. Chu CH, Donato-Woodger S, Dainton CJ. Competing crises: COVID-19 countermeasures and social isolation among older adults in long-term care. Journal of Advanced Nursing. 2020;76(10):2456-9.
321. Chu CH, Leslie K, Shi J, Nyrup R, Bianchi A, Khan SS, et al. Ageism and Artificial Intelligence: Protocol for a Scoping Review. JMIR research protocols. 2022;11(6):e33211-e.
322. Chu CH, Wang J, Fukui C, Staudacher S, A. Wachholz P, Wu B. The Impact of COVID-19 on Social Isolation in Long-term Care Homes: Perspectives of Policies and Strategies from Six Countries. Journal of Aging & Social Policy. 2021;33(4-5):459-73.
323. Cruise C, Lashewicz B. Say What?! Ableist Logic Used in Misguided Attempt to Combat Ageism During COVID-19. Journal of the American Geriatrics Society. 2021;69(1):47-8.
324. Cruise C, Lashewicz B. COMMENTSSay What?! Ableist Logic Used in Misguided Attempt to Combat Ageism During COVID-19. J Am Geriatr Soc. 2021;69(1):47-8.
325. De Fries C, Ingle P, Schilz M, Steward A, Baker E, Hasche L. OLDER ADULT PERSPECTIVES ON AGEISM DURING COVID-19: A QUALITATIVE STUDY. Innovation in Aging. 2022;6:318-9.
326. den Exter A. View. The Dutch Critical Care Triage Guideline on Covid-19: Not Necessarily Discriminatory. European Journal of Health Law. 2020;27(5):495-8.
327. Derrer-Merk E, Reyes-Rodriguez M-F, Salazar A-M, Guevara M, Rodriguez G, Fonseca A-M, et al. Is Protecting Older Adults from COVID-19 Ageism? A Comparative Cross-cultural Constructive Grounded Theory from the United Kingdom and Colombia. Journal of Social Issues. 2022;78(4):900-23.
328. Fedecostante M, O'Neill D, Pierri F, Carrieri B, Lattanzio F, Cherubini A. Upper age limits for convalescent plasma donation and treatment of COVID-19 patients: A further marker of ageism. Transfusion. 2021;61(9):2799-800.
329. Frencs ANM. Ageism and intergenerational tensions in the COVID-19 period. Bulletin De L Academie Nationale De Medecine. 2020;204(9):E45-E.
330. Gherman M-A, Arhiri L, Holman AC. Ageism, moral sensitivity and nursing students' intentions to work with older people-A cross-sectional study. Nurse Education Today. 2022;113.
331. Grabowski DC. Response to the Commentary: The Intersections of Structural Racism and Ageism in the Time of COVID-19: Racism and Ageism Help Explain Underinvestment in Long-Term Care: An Important Call to Action. Research in Gerontological Nursing. 2022;15(1):14-6.
332. Grabowski DC, Mor V. Nursing Home Care in Crisis in the Wake of COVID-19. Jama-Journal of the American Medical Association. 2020;324(1):23-4.
333. Graf A, Han H, Phillips W, Wiley J. HOW AGE-FRIENDLY UNIVERSITIES CAN COMBAT AGEISM. Innovation in Aging. 2022;6:356-.
334. Ju C, McDarby M, Picchiello M, Carpenter B. EXPERIENCES AND PERCEIVED ORIGINS OF COMPASSIONATE AGEISM AMONG OLDER ADULTS DURING THE COVID-19 PANDEMIC. Innovation in Aging. 2021;5:937-.
335. Kagan SH. Ageism, older people, and hospitalization: Walking a path through the past, looking to lead in the future. Geriatric Nursing. 2020;41(5):654-6.
336. Kagan SH. User Engagement in Research as a Tool for Dismantling Ageism. Research in Gerontological Nursing. 2020;13(5):226-7.
337. Kagan SH. Resetting our ageism research agenda toward action: Achieving scholarship of age-friendly engagement. International Journal of Older People Nursing. 2021;16(1).

338. Kagan SH. Banishing the ageing problem paradox: The next step in the International Journal of Older People Nursing's agenda to dismantle ageism. International Journal of Older People Nursing. 2022;17(1).
339. Lloyd-Sherlock P, Lasco G, McKee M, Perianayagam A, Sempe L. Does vaccine ageism amount to gerontocide? Lancet. 2021;398(10304):952-3.
340. Lloyd-Sherlock P, Muljono P, Ebrahim S. Ageism in Indonesia's national covid-19 vaccination programme. BMJ-British Medical Journal. 2021;372.
341. Lloyd-Sherlock PG, Kalache A, McKee M, Derbyshire J, Geffen L, Gomez-Olive F. WHO must prioritise the needs of older people in its response to the covid-19 pandemic. BMJ-British Medical Journal. 2020;368.
342. McDonald T. Nurses' response to the science of COVID-19 and variants. Nursing & Health Sciences. 2021;23(3):676-7.
343. Ng R, Indran N. Role-Based Framing of Older Adults Linked to Decreased Ageism Over 210 Years: Evidence From a 600-Million-Word Historical Corpus. Gerontologist. 2022;62(4):589-97.
344. Ng R, Lim-Soh JW. Ageism Linked to Culture, Not Demographics: Evidence From an 8-Billion-Word Corpus Across 20 Countries. Journals of Gerontology Series B-Psychological Sciences and Social Sciences. 2021;76(9):1791-8.
345. Pullen C, Steele J, Patrick JH. AGEISM PREDICTS PRIORITIZING COVID19 VACCINES FOR OLDER ADULTS AND LTC RESIDENTS. Innovation in Aging. 2021;5:599-600.
346. Rababa M. THE IMPACT OF COGNITIVE BEHAVIORAL THERAPY ON RELIEVING NURSES' AGEISM TOWARD OLDER ADULTS. Innovation in Aging. 2022;6:662-.
347. Rabheru K. The Spectrum of Ageism, Mentalism, and Ableism: Expressions of a Triple Jeopardy. American Journal of Geriatric Psychiatry. 2021;29(10):989-92.
348. Rabheru K, Gillis M. Erratum to "Navigating the Perfect Storm of Ageism, Mentalism, and Ableism: A Prevention Model" [The American Journal of Geriatric Psychiatry 29 (2021) 1058-1061]. Am J Geriatr Psychiatry. 2022;30(4):536-.
349. Savulescu J, Cameron J. Why lockdown of the elderly is not ageist and why levelling down equality is wrong. Journal of Medical Ethics. 2020;46(11):717-21.
350. Savulescu J, Cameron J, Wilkinson D. Equality or utility? Ethics and law of rationing ventilators. British Journal of Anaesthesia. 2020;125(1):10-5.
351. Sokan A, Fain M, Harwood J, Insel K, Chen Z, Phillips L. MEASURING COVID-RELATED AGEISM. Innovation in Aging. 2021;5:1011-.
352. Sublett J, Bisconti T. NOT ONE AND THE SAME: VARIED EXPERIENCES OF BENEVOLENT AGEISM IN OLDER ADULTHOOD. Innovation in Aging. 2022;6:762-.
353. Sublett J, Vale M, Bisconti T. "ESPECIALLY FOR PEOPLE OUR AGE": EXPLORING THE CORRELATES OF AGEISM DURING THE COVID19 PANDEMIC. Innovation in Aging. 2021;5:598-9.
354. Vale M, Sublett J, Bisconti T. EXAMINING ATTITUDES AND EXPERIENCES OF AGEISM DURING COVID-19: ARE THEY ON THE RISE? Innovation in Aging. 2021;5:600-.
355. van Dyk S. The othering of old age: Insights from Postcolonial Studies. Journal of Aging Studies. 2016;39:109-20.
356. Abrams HR, Loomer L, Gandhi A, Grabowski DC. Characteristics of US Nursing Homes withCOVID-19 Cases. Journal of the American Geriatrics Society. 2020;68(8):1653-6.
357. Bethell J, O'Rourke HM, Eagleson H, Gaetano D, Hykaway W, McAiney C. Social Connection is Essential in Long-Term Care Homes: Considerations During COVID-19 and Beyond COMMENT. Canadian Geriatrics Journal. 2021;24(2):151-3.
358. Bonanad C, Garcia-Blas S, Tarazona-Santabalbina F, Sanchis J, Bertomeu-Gonzalez V, Facila L, et al. The Effect of Age on Mortality in Patients With COVID-19: A Meta-Analysis With 611,583 Subjects. Journal of the American Medical Directors Association. 2020;21(7):915-8.
359. Booij JA, van de Haterd J, Huttjes SN, van Deijck R, Koopmans R. Short- and Long-Term Mortality and Mortality Risk Factors among Nursing Home Patients after COVID-19 Infection. Journal of the American Medical Directors Association. 2022;23(8):1274-8.

360. D'Adamo H, Yoshikawa T, Ouslander JG. Coronavirus Disease 2019 in Geriatrics and Long-Term Care: The ABCDs of COVID-19. Journal of the American Geriatrics Society. 2020;68(5):912-7.
361. De Spiegeleer A, Bronselaer A, Teo JT, Byttebier G, De Tre G, Belmans L, et al. The Effects of ARBs, ACEis, and Statins on Clinical Outcomes of COVID-19 Infection Among Nursing Home Residents. Journal of the American Medical Directors Association. 2020;21(7):909-+.
362. Dyer AH, Fallon A, Noonan C, Dolphin H, O'Farrelly C, Bourke NM, et al. Managing the Impact of COVID-19 in Nursing Homes and Long-Term Care Facilities: An Update. Journal of the American Medical Directors Association. 2022;23(9):1590-602.
363. Dykgraaf SH, Matenge S, Desborough J, Sturgiss E, Dut G, Roberts L, et al. Protecting Nursing Homes and Long-Term Care Facilities From COVID-19: A Rapid Review of International Evidence. Journal of the American Medical Directors Association. 2021;22(10):1969-88.
364. Fang EF, Xie CL, Schenkel JA, Wu CK, Long Q, Cui HH, et al. A research agenda for ageing in China in the 21st century (2nd edition): Focusing on basic and translational research, long-term care, policy and social networks. Ageing Research Reviews. 2020;64.
365. Gaugler JE, Mitchell LL. Reimagining Family Involvement in Residential Long-Term Care. Journal of the American Medical Directors Association. 2022;23(2):235-40.
366. Gurwitz JH, Quinn CC, Abi-Elias IH, Adams AS, Bartel R, Bonner A, et al. Advancing clinical trials in nursing homes: A proposed roadmap to success. Geriatric Nursing. 2022;45:230-4.
367. Hagg S, Jylhava J, Wang YZ, Xu H, Metzner C, Annetorp M, et al. Age, Frailty, and Comorbidity as Prognostic Factors for Short-Term Outcomes in Patients With Coronavirus Disease 2019 in Geriatric Care. Journal of the American Medical Directors Association. 2020;21(11):1555-+.
368. Jung HY, Yun H, O'Donnell E, Casalino LP, Unruh MA, Katz PR. Defining the Role and Value of Physicians Who Primarily Practice in Nursing Homes: Perspectives of Nursing Home Physicians. Journal of the American Medical Directors Association. 2022;23(6):962-+.
369. Jutkowitz E, Landsteiner A, Ratner E, Shippee T, Madrigal C, Ullman K, et al. Effects of Nurse Staffing on Resident Outcomes in Nursing Homes: A Systematic Review. Journal of the American Medical Directors Association. 2023;24(1).
370. Kain D, Stall N, Brown K, McCreight L, Rea E, Kamal M, et al. A Longitudinal, Clinical, and Spatial Epidemiologic Analysis of a Large COVID-19 Long-Term Care Home Outbreak. Journal of the American Medical Directors Association. 2021;22(10):2003-+.
371. Konetzka RT, White EM, Pralea A, Grabowski DC, Mor V. A systematic review of long-term care facility characteristics associated with COVID-19 outcomes. Journal of the American Geriatrics Society. 2021;69(10):2766-77.
372. Laxton CE, Nace DA, Nazir A, Amdaethe Soc Post-Acute L-T. Solving the COVID-19 Crisis in Post-Acute and Long-Term Care. Journal of the American Medical Directors Association. 2020;21(7):885-7.
373. Li Y, Temkin-Greener H, Shan G, Cai XY. COVID-19 Infections and Deaths among Connecticut Nursing Home Residents: Facility Correlates. Journal of the American Geriatrics Society. 2020;68(9):1899-906.
374. McMahan RD, Tellez I, Sudore RL. Deconstructing the Complexities of Advance Care Planning Outcomes: What Do We Know and Where Do We Go? A Scoping Review. Journal of the American Geriatrics Society. 2021;69(1):234-44.
375. Ouslander JG, Grabowski DC. COVID-19 in Nursing Homes: Calming the Perfect Storm. Journal of the American Geriatrics Society. 2020;68(10):2153-62.
376. Perrotta F, Corbi G, Mazzeo G, Boccia M, Aronne L, D'Agnano V, et al. COVID-19 and the elderly: insights into pathogenesis and clinical decision-making. Aging Clinical and Experimental Research. 2020;32(8):1599-608.
377. Seifert A, Cotten SR, Xie B. A Double Burden of Exclusion? Digital and Social Exclusion of Older Adults in Times of COVID-19. Journals of Gerontology Series B-Psychological Sciences and Social Sciences. 2021;76(3):E99-E103.

378. Simard J, Volicer L. Loneliness and Isolation in Long-term Care and the COVID-19 Pandemic. Journal of the American Medical Directors Association. 2020;21(7):966-7.
379. Titley HK, Young S, Savage A, Thorne T, Spiers J, Estabrooks CA. Cracks in the foundation: The experience of care aides in long-term care homes during the COVID-19 pandemic. Journal of the American Geriatrics Society. 2023;71(1):198-205.
380. Vellani S, Zuniga F, Spilsbury K, Backman A, Kusmaul N, Scales K, et al. Who's in the House? Staffing in Long-Term Care Homes Before and During COVID-19 Pandemic. Gerontology and Geriatric Medicine. 2022;8.
381. Verbeek H, Gerritsen DL, Backhaus R, de Boer BS, Koopmans R, Hamers JPH. Allowing Visitors Back in the Nursing Home During the COVID-19 Crisis: A Dutch National Study Into First Experiences and Impact on Well-Being. Journal of the American Medical Directors Association. 2020;21(7):900-4.
382. von der Warth R, Bruhmann BA, Farin-Glattacker E. The association of care satisfaction and COVID-19 contact restrictions with quality of life in long-term care homes residents in Germany: a cross-sectional study. European Geriatric Medicine. 2022;13(6):1335-42.
383. White EM, Wetle TF, Reddy A, Baier RR. Front-line Nursing Home Staff Experiences During the COVID-19 Pandemic. Journal of the American Medical Directors Association. 2021;22(1):199-203.
384. Brinkhof LP, Murre JMJ, de Wit S, Krugers HJ, Ridderinkhof KR. Changes in perceived ageism during the COVID-19 pandemic: impact on quality of life and mental well-being among Dutch adults aged 55 and older. Aging & Mental Health.
385. Chasteen AL, Pereira A, Iankilevitch M, Diehl M, Pichora-Fuller MK. Older adults' perceptions of ageism before and during the COVID-19 pandemic. Aging & Mental Health.
386. Shiovitz-Ezra S, Erlich B, Ayalon L. Short- and Medium-Term Effects of Ageism on Loneliness Experienced During the COVID-19 Pandemic. Journal of Applied Gerontology.

ÍNDICE ONOMÁSTICO

More Books!

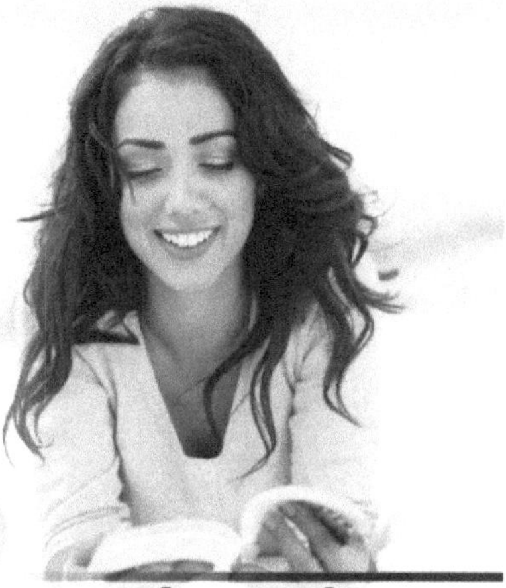

yes

I want morebooks!

Buy your books fast and straightforward online - at one of world's fastest growing online book stores! Environmentally sound due to Print-on-Demand technologies.

Buy your books online at

www.morebooks.shop

¡Compre sus libros rápido y directo en internet, en una de las librerías en línea con mayor crecimiento en el mundo! Producción que protege el medio ambiente a través de las tecnologías de impresión bajo demanda.

Compre sus libros online en

www.morebooks.shop

info@omniscriptum.com
www.omniscriptum.com

OMNIScriptum

FSC
www.fsc.org
MIX
Papier | Fördert
gute Waldnutzung
FSC® C083411

Kolibri 360 GmbH
Ferdinand-Jühlke-Straße 7
99095 Erfurt, Deutschland
produktsicherheit@kolibri360.de

Druck:
CPI Druckdienstleistungen GmbH
im Auftrag der
Kolibri 360 GmbH
Ferdinand-Jühlke-Str. 7
99095 Erfurt